Tajamul Hakim
Ajaz Shah

Anestesia regional em cirurgia oral e maxilofacial

Tajamul Hakim
Ajaz Shah

Anestesia regional em cirurgia oral e maxilofacial

Bloqueio do Plexo Cervical Superficial

ScienciaScripts

Publisher:
Sciencia Scripts
is a trademark of
Dodo Books Indian Ocean Ltd. and OmniScriptum S.R.L publishing group

120 High Road, East Finchley, London, N2 9ED, United Kingdom
Str. Armeneasca 28/1, office 1, Chisinau MD-2012, Republic of Moldova, Europe
Printed at: see last page
ISBN: 978-620-8-01729-3

ÍNDICE DE CONTEÚDOS

1. INTRODUÇÃO

Os procedimentos cirúrgicos e dentários orais são efectuados por rotina em regime de ambulatório. A anestesia regional é o método mais comum para anestesiar o doente antes dos procedimentos efectuados no consultório. Podem ser utilizadas muitas técnicas para anestesiar a dentição e os tecidos duros e moles circundantes da maxila e da mandíbula. O tipo de procedimento a efetuar, bem como a localização do procedimento, determinarão a técnica de anestesia a utilizar. As técnicas de anestesia orofacial podem ser classificadas em três categorias principais: infiltração localA técnica de infiltração local anestesia as terminações nervosas terminais do plexo dentário. É indicada quando um dente individual ou uma área específica e isolada requer anestesia. O procedimento é realizado na proximidade direta do local de infiltração.

O bloqueio de campo anestesia os ramos nervosos terminais na área de tratamento. O tratamento pode então ser efectuado numa área ligeiramente distal ao local da injeção. A deposição de anestésico local no ápice de um dente com o objetivo de obter anestesia pulpar e dos tecidos moles é frequentemente utilizada por muitos profissionais de medicina dentária e maxilofacial. Embora esta técnica seja normalmente designada por "infiltração local", é importante notar que se trata de uma designação incorrecta. Os ramos terminais do nervo são anestesiados nesta técnica e, por isso, é corretamente designada por bloqueio de campo.

Um bloqueio de nervo anestesia o ramo principal de um nervo específico, permitindo que o tratamento seja realizado na região inervada pelo nervo. Este capítulo irá rever a anatomia essencial dos nervos orofaciais e detalhar a abordagem prática da realização de bloqueios nervosos e anestesia infiltrativa para uma grande variedade de procedimentos cirúrgicos nesta região.

2. ANATOMIA DO NERVO TRIGÉMEO

Preparação para a intubação em vigília

A anestesia dos dentes e dos tecidos moles e duros da cavidade oral não pode ser conseguida sem o conhecimento do nervo trigémeo (quinto nervo craniano) e dos seus ramos. A anestesia regional, de campo e local da maxila e da mandíbula depende da deposição de solução anestésica perto de ramos nervosos terminais ou de um tronco nervoso principal do nervo trigémeo.

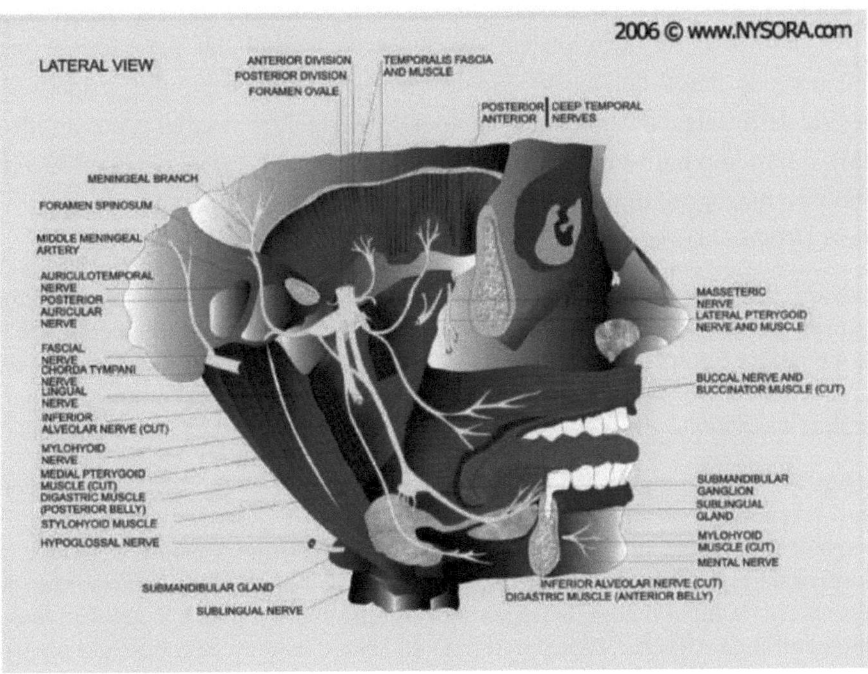

Figura 1: Anatomia do nervo trigémeo A raiz sensorial do nervo trigémeo dá origem à divisão oftálmica (V1), à divisão maxilar (V2) e à divisão mandibular (V3) do gânglio trigémeo

O maior de todos os nervos cranianos, o nervo trigémeo dá origem a uma pequena raiz motora que se origina no núcleo motor dentro da ponte e da medula oblonga, e a uma raiz sensorial maior que encontra a sua origem no aspeto anterior da ponte. O nervo viaja para a frente, da fossa craniana posterior até a porção petrosa do osso temporal, dentro da fossa craniana média. Aqui, a raiz sensorial forma o gânglio do trigémeo (semilunar ou gasseriano) situado na cavidade de Meckel, na superfície anterior da porção petrosa do osso temporal. Os gânglios são pares; um inerva cada lado da face. A raiz sensorial do nervo trigémeo dá origem à divisão oftálmica (V1), à divisão maxilar (V2) e à divisão mandibular (V3) a partir do gânglio trigémeo (Figura 1). A raiz motora viaja a partir do tronco cerebral juntamente com a raiz sensorial, mas separada desta. Em seguida, deixa a fossa craniana média através do forame oval, depois de passar por baixo do gânglio trigeminal numa direção lateral e inferior. A raiz motora sai da fossa craniana média juntamente com a terceira divisão da raiz sensitiva; o nervo mandibular. Em seguida, une-se ao nervo mandibular para formar um tronco nervoso único depois de sair do crânio. As fibras motoras irrigam os músculos da mastigação (masseter, temporal, pterigóideo medial e pterigóideo lateral), o músculo milo-hióideo, o ventre anterior do digástrico, o tensor do véu palatino e o tensor do tímpano.

Divisão Oftalmológica (V1)

A menor das três divisões, o oftálmico é puramente sensorial e viaja anteriormente na parede lateral do seio cavernoso na fossa craniana média, até a parte medial da fissura orbital superior. Antes da sua entrada na órbita através da fissura orbital superior, o nervo oftálmico divide-se em três ramos: frontal, nasociliar e lacrimal.

O nervo frontal é o maior ramo da divisão oftálmica e viaja anteriormente na órbita, terminando como os nervos supratroclear e supraorbital. O nervo supratroclear situa-se medialmente ao nervo supraorbital e supre a pele e a conjuntiva da porção medial da pálpebra superior e a pele sobre a parte inferior da testa perto da linha média. O nervo supraorbital supre a pele e a conjuntiva da porção central da pálpebra superior, a pele da testa e o couro cabeludo até o osso parietal e a sutura lambdoide.

O ramo nasociliar percorre a face medial do teto orbital, dando origem a vários ramos. A cavidade nasal e a pele no ápice e na asa do nariz são inervadas pelos nervos etmoidal anterior e nasal externo. A membrana mucosa da porção anterior do septo nasal e a parede lateral da cavidade nasal são inervadas pelo nervo nasal interno. A pele do saco lacrimal, a carúncula lacrimal e a porção adjacente da lateral do nariz são inervadas pelo ramo infratroclear. Os seios etmoidal e esfenoidal são inervados pelo nervo etmoidal posterior. O globo ocular é inervado pelos nervos ciliares curto e longo.

O nervo lacrimal supre a pele e a conjuntiva da porção lateral da pálpebra superior e é o ramo mais pequeno da divisão oftálmica.

Divisão Maxilar (V2)

A divisão maxilar do nervo trigémeo é também uma divisão puramente sensorial. Partindo do gânglio do trigémio na fossa craniana média, o nervo maxilar avança ao longo da parede lateral do seio cavernoso. Pouco depois de se originar do gânglio trigémeo, o nervo maxilar dá origem ao único ramo dentro do crânio, o nervo meníngeo médio. Em seguida, deixa o crânio através do forame redondo, localizado na asa maior do osso esfenoide. Depois de sair do forame redondo, o nervo entra num espaço localizado atrás e abaixo da cavidade orbital, conhecido como fossa pterigopalatina. Depois de dar origem a vários ramos dentro da fossa, o nervo entra na órbita através da fissura orbital inferior, altura em que se torna o nervo infra-orbital. Percorrendo o assoalho da órbita no sulco infra-orbital, o nervo entra no canal infra-orbital e emerge na face através do forame infra-orbital.

O nervo meníngeo médio, como já foi referido, é o único ramo da divisão maxilar dentro do crânio e fornece inervação sensorial à dura-máter na fossa craniana média.

Dentro da fossa pterigopalatina, vários ramos são emitidos, incluindo os nervos pterigopalatino, zigomático e alveolar superior posterior. Os nervos pterigopalatinos são dois nervos curtos que se fundem no gânglio pterigopalatino e dão origem a vários ramos. Contêm fibras parassimpáticas pós-ganglionares que passam ao longo do nervo zigomático para o nervo lacrimal que inerva a glândula lacrimal, bem como fibras sensoriais para a órbita, o nariz, o palato e a faringe.

O aspeto posterior do septo nasal, a membrana mucosa das conchas superior e média e o seio etmoidal posterior são inervados pelos ramos nasais. O septo nasal anterior, o assoalho do nariz e a pré-maxila de canino a canino são inervados por um ramo conhecido como nervo nasopalatino. O nervo nasopalatino segue para baixo e para a frente desde o teto da cavidade nasal até ao pavimento para entrar no canal incisivo. Em seguida, entra na cavidade oral através do forame incisivo para irrigar a mucosa palatina da pré-maxila.

O palato duro e o palato mole são inervados pelos ramos palatinos; os nervos palatinos maior (anterior) e menor (médio e posterior). Depois de descer pelo canal pterigopalatino, o nervo palatino maior sai do forame palatino maior para o palato duro. O nervo fornece inervação sensorial à mucosa palatina e ao osso do palato duro e mole. Os nervos palatinos menores emergem do forame palatino menor para inervar o palato mole e a região tonsilar.

O ramo faríngeo deixa o gânglio pterigopalatino a partir do seu aspeto posterior para inervar a nasofaringe.

O nervo zigomático dá origem a dois ramos depois de passar anteriormente da fossa pterigopalatina para a órbita. O nervo passa através da fissura orbital inferior e divide-se nos nervos zigomático-facial e zigomático-temporal, que irrigam a pele sobre a proeminência malar e a pele sobre o lado da testa, respetivamente. O nervo zigomático também se comunica com a divisão oftálmica através do nervo lacrimal, enviando fibras para a glândula lacrimal.

O nervo alveolar superior posterior (ASP) ramifica-se na fossa pterigopalatina antes da entrada do nervo maxilar na órbita. O PSA desloca-se para baixo ao longo do aspeto posterior da maxila para irrigar a dentição molar superior, incluindo o ligamento periodontal e os tecidos pulpares, bem como a gengiva adjacente e o processo alveolar. A membrana mucosa do seio maxilar também é inervada pelo PSA. É de importância clínica notar que o PSA nem sempre inerva a raiz mesiovestibular do 1º molar. Vários estudos de dissecção foram realizados traçando a inervação do 1º molar até o tronco parental. Esses estudos demonstraram as variações nos padrões de inervação do 1º molar, o que tem significado clínico quando se deseja anestesiar esse dente. Em um estudo realizado por Loetscher e Walton, vinte e nove maxilares humanos foram dissecados para observar os padrões de inervação do 1º molar. O estudo avaliou os padrões de inervação pelos nervos alveolares superiores posterior, médio e anterior no 1º molar. Os nervos alveolares superiores posterior e anterior estavam presentes em 100% (29/29) dos espécimes. O nervo alveolar superior médio esteve presente em 72% das vezes (21/29 espécimes). Os nervos foram traçados a partir do 1º molar até aos ramos parentais em dezoito dos espécimes. O nervo alveolar superior posterior foi encontrado para fornecer inervação em 72% (13/18) dos espécimes. O nervo alveolar superior médio forneceu inervação em 28% (5/18) dos espécimes, enquanto o nervo alveolar superior anterior não forneceu inervação ao 1º molar em nenhum dos espécimes. Na ausência do nervo alveolar superior médio, o nervo alveolar superior posterior pode fornecer inervação à região pré-molar. Num estudo realizado por McDaniel, cinquenta maxilares foram descalcificados e dissecados com o objetivo de demonstrar os padrões de inervação dos dentes maxilares. Verificou-se que o PSA inervava a região dos pré-molares em 26% das dissecções onde o MSA não estava presente.

Dentro do canal infra-orbital, a divisão maxilar é conhecida como nervo infra-orbital e dá origem aos nervos alveolar superior médio e anterior. Quando presente, o nervo alveolar superior médio (ASM) desce ao longo da parede lateral do seio maxilar para inervar o 1º e 2º dentes pré-molares. Ele fornece sensibilidade ao ligamento periodontal, tecidos pulpares, gengiva e processo alveolar da região do pré-molar, bem como à raiz mesiovestibular do 1º molar em alguns casos. 1,2 Num estudo de Heasman5 , foram realizadas dissecações de dezanove cabeças de cadáveres humanos e verificou-se que a MSA estava presente em sete dos espécimes. Loetscher e Walton3 verificaram que a posição mesial ou distal em que o nervo MSA se junta ao plexo dentário (uma anastomose dos nervos alveolar superior posterior, médio e anterior descrita abaixo), determina a sua contribuição para a inervação do 1º molar. Nos espécimes em que o MSA se juntou ao plexo mesialmente ao 1º molar, verificou-se que o 1º molar era inervado pelo PSA e os pré-molares pelo MSA. Os espécimes em que o MSA se uniu ao plexo distal ao 1º molar demonstraram inervação do 1º molar pelo MSA. Na sua ausência, a região dos pré-molares recebe a inervação dos nervos PSA e ASA.

O nervo alveolar superior anterior (ASA) desce dentro da parede anterior do seio maxilar. Um pequeno ramo terminal do ASA comunica com o MSA para irrigar uma pequena área da parede lateral e do pavimento do nariz. Também fornece inervação sensorial ao ligamento periodontal, ao tecido pulpar, à gengiva e ao processo alveolar dos dentes incisivos centrais e laterais e dos dentes caninos. Na ausência da AEM, foi demonstrado que a ASA fornece inervação para os dentes pré-molares. No estudo anteriormente mencionado de McDaniel, a ASA demonstrou fornecer inervação à região dos pré-molares em 36% dos espécimes nos quais não foi encontrado o nervo MSA.

Os três nervos alveolares superiores anastomosam-se para formar uma rede conhecida como plexo dentário, que é composta por ramos terminais que saem dos troncos nervosos maiores. Estes ramos terminais são conhecidos como nervos dentários, interdentários e interradiculares. Os nervos dentários inervam cada raiz de cada dente individual na maxila, entrando na raiz através do forame apical e fornecendo sensibilidade à polpa. Os ramos interdentários e interradiculares fornecem sensibilidade aos ligamentos periodontais, papilas interdentais e gengiva vestibular dos dentes adjacentes.

O nervo infra-orbital divide-se em três ramos terminais depois de emergir através do forame infra-orbital para a face. Os nervos palpebral inferior, nasal externo e labial superior fornecem inervação sensorial à pele da pálpebra inferior, à face lateral do nariz e à pele e membranas mucosas do lábio superior, respetivamente.

Divisão mandibular (V3)

O maior ramo do nervo trigémeo, o ramo mandibular, é tanto sensorial como motor, Figura 2. A raiz sensorial tem origem no gânglio trigémeo, enquanto a raiz motora tem origem no núcleo motor da ponte e da medula oblonga. A raiz sensorial passa através do forame oval quase imediatamente após sair do gânglio trigémeo. A raiz motora passa por baixo do gânglio e através do forame oval para se unir com a raiz sensorial mesmo à saída do crânio, formando o tronco principal do nervo mandibular. O nervo divide-se então em divisões anterior e posterior. O nervo mandibular emite ramos a partir do seu tronco principal, bem como das divisões anterior e posterior.

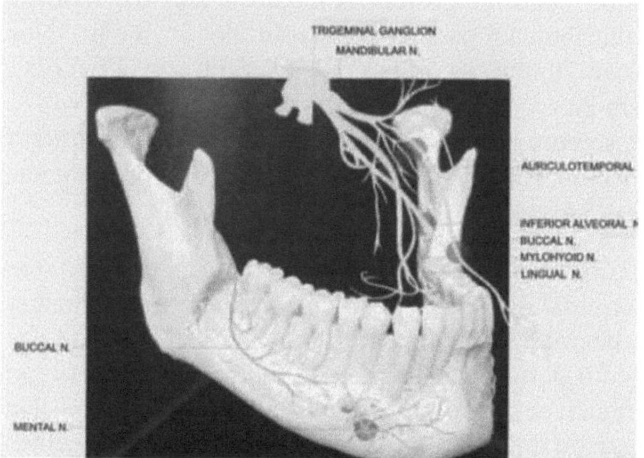

O tronco principal dá origem a dois ramos conhecidos como o nervo espinhoso (ramo meníngeo) e o nervo para o pterigóideo medial. Depois de se ramificar do tronco principal, o nervo espinhoso reentra no crânio juntamente com a artéria meníngea média através do forame espinhoso. O nervo espinhoso supre as meninges da fossa craniana média, bem como as células aéreas da mastoide. O nervo para o pterigóideo medial é um pequeno ramo motor que supre o músculo pterigóideo medial (interno). Ele dá origem a dois ramos que suprem os músculos tensor do tímpano e tensor do véu palatino.

Três ramos motores e um sensorial são emitidos pela divisão anterior do nervo mandibular. Os nervos masséter, temporal profundo e pterigóideo lateral irrigam os músculos masséter, temporal e pterigóideo lateral (externo), respetivamente. A divisão sensorial, conhecida como nervo bucal (bucinador ou bucal longo), corre para a frente entre as duas cabeças do músculo pterigóideo lateral, ao longo da parte inferior do músculo temporal, até à borda anterior do músculo masseter. Aqui passa anterolateralmente para entrar no músculo bucinador, mas não inerva este músculo. O músculo bucinador é inervado pelo ramo bucal do nervo facial. O nervo bucal fornece inervação sensorial à pele da bochecha, à mucosa bucal e à gengiva bucal na região dos molares inferiores.

A divisão posterior do ramo mandibular dá origem a dois ramos sensoriais (os nervos auriculotemporal e lingual) e a um ramo composto por fibras sensoriais e motoras (o nervo alveolar inferior).

O nervo auriculotemporal atravessa a porção superior da glândula parótida, ascendendo por detrás da articulação temporomandibular e emitindo vários ramos sensoriais para a pele do pavilhão auricular, meato auditivo externo, membrana timpânica, região temporal, articulação temporomandibular e glândula parótida, através de fibras secretomotoras parassimpáticas pós-ganglionares do gânglio ótico.

O nervo lingual desloca-se inferiormente no espaço pterigomandibular entre a face medial do ramo da mandíbula e a face lateral do músculo pterigoide medial. Em seguida, dirige-se anteromedialmente abaixo da borda inferior do músculo constritor superior da faringe, profundamente à rafe pterigomandibular. O nervo lingual continua então anteriormente na região submandibular ao longo do músculo hioglosso, atravessando o ducto submandibular inferiormente e medialmente para terminar profundamente à glândula sublingual. O nervo lingual fornece inervação sensorial aos dois terços anteriores da língua, à mucosa do assoalho da boca e à gengiva lingual.

O ramo alveolar inferior do nervo mandibular desce na região entre a face lateral do ligamento esfenomandibular e a face medial do ramo da mandíbula. Ele viaja junto com o nervo lingual, mas lateral e posterior a ele. Enquanto o nervo lingual continua a descer dentro do espaço pterigomandibular, o nervo alveolar inferior entra no canal mandibular através do forame mandibular. Pouco antes de entrar no canal mandibular, o nervo alveolar inferior dá origem a um ramo motor conhecido como nervo milo-hióideo, que é discutido abaixo. O nervo viaja juntamente com a artéria e a veia alveolares inferiores dentro do canal mandibular e divide-se nos ramos do nervo mental e do nervo incisivo no forame mental. O nervo alveolar inferior fornece sensibilidade aos dentes posteriores da mandíbula.

O nervo incisivo é um ramo do nervo alveolar inferior que continua dentro do canal mandibular para fornecer inervação sensorial aos dentes anteriores da mandíbula.

O nervo mental emerge do forame mental para fornecer inervação sensorial à mucosa na região pré-molar/canina, bem como à pele do queixo e do lábio inferior.

O nervo milo-hióideo, como dito anteriormente, ramifica-se do nervo alveolar inferior antes de sua entrada no canal mandibular. Ele viaja dentro do sulco milo-hióideo e ao longo do aspeto medial do corpo da mandíbula para suprir o músculo milo-hióideo, bem como o ventre anterior do digástrico.[1,2]

As agulhas dentárias são designadas em função do seu calibre, que corresponde ao diâmetro do lúmen da agulha. Quanto maior o calibre, menor o diâmetro do lúmen. As agulhas de calibre vinte e cinco e vinte e sete são mais frequentemente utilizadas para anestesia regional maxilar e mandibular e estão disponíveis em comprimentos longos e curtos. O comprimento da agulha é medido a partir da ponta da agulha até ao cubo. A agulha longa convencional tem aproximadamente 40 mm de comprimento, enquanto a agulha curta tem aproximadamente 25 mm de comprimento. Existem variações no comprimento da agulha consoante o fabricante.

Os cartuchos de anestésico são cilindros de vidro de 1,8 cc pré-cheios, com uma rolha de borracha numa extremidade e uma tampa de alumínio com um diafragma na outra extremidade. O conteúdo de um cartucho de anestésico é o anestésico local, o vasoconstritor (também está disponível um anestésico sem vasoconstritor), o conservante para o vasoconstritor (bissulfito de sódio), cloreto de sódio e água destilada. Os anestésicos mais comuns utilizados na prática clínica são os anestésicos amídicos lidocaína e mepivacaína. Outros anestésicos amídicos disponíveis para utilização são a prilocaína, a articaína, a bupivacaína e a etidocaína. Os anestésicos de Esther não são utilizados com tanta frequência, mas continuam disponíveis. A procaína, a procaína mais propoxicaína, a clorprocaína e a tetracaína são alguns anestésicos de éster comuns.

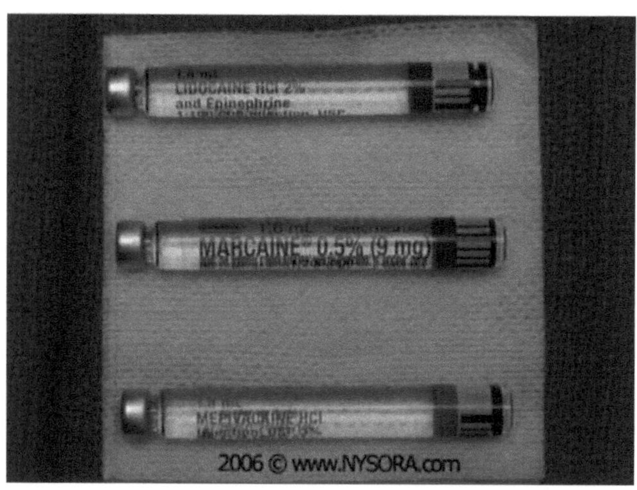

O médico deve observar sempre as precauções universais, que incluem a utilização de luvas de proteção, máscara e proteção ocular. Depois de retirar a agulha após a conclusão de um bloqueio, a agulha deve ser sempre cuidadosamente tapada de novo para evitar lesões acidentais por picada de agulha no operador.

A retração do tecido mole para visualização do local da injeção deve ser realizada com a utilização de um espelho dentário ou de um instrumento de retração. Isto é recomendado para todas as técnicas regionais maxilares e mandibulares discutidas abaixo. A utilização de um instrumento em vez dos dedos ajudará a evitar lesões acidentais por picada de agulha no operador.

3. TÉCNICAS DE ANESTESIA REGIONAL DOS MAXILARES

As técnicas mais frequentemente utilizadas na anestesia maxilar incluem a infiltração supraperiosteal (local), a injeção do ligamento periodontal (intraligamentar), o bloqueio do nervo alveolar superior posterior, o bloqueio do nervo alveolar superior médio, o bloqueio do nervo alveolar superior anterior, o bloqueio do nervo palatino maior, o bloqueio do nervo nasopalatino, a infiltração local do palato e a injeção intrapulpar. De menor aplicação clínica são o bloqueio do nervo maxilar e a injeção intraseptal.

Pérolas clínicas

O nervo glossofaríngeo fornece inervação sensorial para o terço posterior da língua, a valécula, a superfície anterior da epiglote (ramo lingual), as paredes da faringe (ramo faríngeo) e as amígdalas (ramo amigdaliano).

É mais facilmente bloqueado onde cruza o arco palatoglossal.

Pode ser bloqueado através de um de três métodos: aplicação tópica de spray, contacto direto com a mucosa de pledgets embebidos ou infiltração direta por injeção. O bloqueio do nervo glossofaríngeo não é adequado como técnica isolada para facilitar a intubação, mas em combinação com outras técnicas é altamente eficaz.

Infiltração supraperiosteal (local)

A infiltração supraperiosteal ou local é uma das técnicas mais simples e mais comummente utilizadas para obter a anestesia da dentição maxilar. Esta técnica é indicada quando se pretende tratar qualquer dente individual ou tecido mole numa área localizada.

As contra-indicações para esta técnica são a necessidade de anestesiar vários dentes adjacentes uns aos outros (caso em que o bloqueio do nervo é a técnica preferida), inflamação aguda e infeção na área a ser anestesiada e, menos significativamente, a densidade do osso que cobre os ápices dos dentes. É preferível utilizar uma agulha curta de calibre 25 ou 27 para esta técnica.

Técnica - Identificar o dente a ser anestesiado e a altura da prega mucobucal sobre o dente. Este será o local da injeção. O operador destro deve colocar-se na posição das nove às dez horas, enquanto o operador esquerdo deve colocar-se na posição das duas às três horas. Retrair o rebordo e orientar a seringa com o bisel na direção do osso. Isto evitará o desconforto causado pelo contacto da agulha com o osso e minimizará o risco de rasgar o periósteo com a ponta da agulha. Introduzir a agulha à altura da prega mucobucal acima do dente até uma profundidade não superior a alguns milímetros e aspirar. Se a aspiração for negativa, injetar lentamente um terço a metade (0,6-1,2cc) de um cartucho de solução anestésica, ao longo de trinta segundos. Retirar a seringa e voltar a colocar a agulha. Uma administração bem sucedida proporcionará anestesia ao dente e aos tecidos moles associados num período de dois a quatro minutos. Se não for conseguida uma anestesia adequada, repetir o procedimento e depositar mais um terço a metade do cartucho de solução anestésica.

Ligamento Periodontal (Injeção Intraligamentar)

A injeção do ligamento periodontal ou intraligamentar é um complemento útil da injeção supraperiosteal ou de um bloqueio nervoso. Muitas vezes, é utilizada como complemento destas técnicas para obter uma anestesia profunda da zona a tratar. As indicações para a utilização desta técnica são a necessidade de anestesiar um dente ou dentes individuais, a necessidade de anestesia dos tecidos moles na vizinhança imediata de um dente e a anestesia parcial após um bloqueio de campo ou um bloqueio nervoso. É preferível utilizar uma agulha curta de calibre 25 ou 27 para esta técnica.

Técnica - Identificar o dente ou a área de tecido mole a ser anestesiada. O sulco entre a gengiva e o dente é o local de injeção para a injeção do ligamento periodontal. Posicione o paciente em posição supina. Para o operador destro, retrair o lábio com um instrumento de retração segurado na mão esquerda e colocar-se numa posição em que o dente e a gengiva sejam claramente visíveis. O mesmo se aplica ao operador canhoto, exceto que o instrumento de retração será segurado na mão direita. Segurar a seringa paralelamente ao longo eixo do dente na parte mesial ou distal. Insira a agulha (bisel virado para a raiz), até à profundidade do sulco gengival. Avançar a agulha até encontrar resistência. Uma pequena quantidade de anestésico (0,2 cc) é então administrada lentamente ao longo de vinte a trinta segundos. É normal sentir resistência ao fluxo de anestésico. A execução bem sucedida desta técnica proporciona anestesia pulpar e dos tecidos moles ao indivíduo

Bloqueio do nervo alveolar superior posterior

O bloqueio do nervo alveolar superior posterior (PSA), também conhecido como bloqueio da tuberosidade ou bloqueio zigomático, é utilizado para anestesiar os dentes molares superiores até ao 1º molar, com exceção da sua raiz mesiobucal em alguns casos. Uma das potenciais complicações desta técnica é o risco de formação de hematoma devido à injeção de anestésico no plexo de veias pterigóides ou à punção acidental da artéria maxilar. A aspiração antes da injeção está indicada quando se efectua o bloqueio PSA. As indicações para esta técnica são a necessidade de anestesiar múltiplos dentes molares. A anestesia pode ser conseguida com menos penetrações de agulha, proporcionando maior conforto ao paciente ao evitar a necessidade de injecções múltiplas pela técnica supraperiosteal. O PSA pode ser administrado para anestesiar os molares superiores na presença de inflamação e infeção agudas. Se for obtida uma anestesia inadequada através da técnica supraperiosteal, o PSA pode ser utilizado para obter uma anestesia mais profunda e de maior duração. O bloqueio PSA também proporciona anestesia à região pré-molar numa determinada percentagem de casos em que a AMS está ausente. As contra-indicações do procedimento estão relacionadas com o risco de formação de hematoma. Em indivíduos com distúrbios de coagulação, deve-se ter o cuidado de evitar a injeção no plexo pterigoide ou a punção da artéria maxilar. A agulha curta de calibre 25 ou 27 é a preferida para esta técnica.

Técnica - Identificar a altura da prega mucobucal sobre o 2º molar. Este será o local da injeção. O operador destro deve colocar-se na posição das nove às dez horas, enquanto o operador esquerdo deve colocar-se na posição das duas às três horas. Retrair o lábio com um instrumento de retração. Segurar a seringa com o bisel virado para o osso. Introduzir a agulha à altura da prega mucobucal acima do 2º molar superior, num ângulo de 45 graus dirigido superiormente, medialmente e posteriormente (um movimento contínuo). Avançar a agulha até uma profundidade de três quartos do seu comprimento total (Fig. 11, A e B). Não deve ser sentida qualquer resistência durante o avanço da agulha através do tecido mole. Se houver contacto com o osso, a angulação medial é demasiado grande. Retrair lentamente a agulha (sem a remover) e trazer o corpo da seringa na direção do plano oclusal. Isto permitirá que a agulha seja angulada ligeiramente mais lateral para o aspeto posterior do maxilar. Avançar a agulha, aspirar e injetar um cartucho de solução anestésica lentamente ao longo de um minuto, aspirando frequentemente durante a administração. Antes da injeção, deve aspirar-se em dois planos para evitar a injeção acidental no plexo pterigoide. Após a primeira aspiração, a agulha deve ser rodada um quarto de volta. O operador deve então voltar a aspirar. Se ocorrer uma aspiração positiva, retrair lentamente a agulha um a dois milímetros e voltar a aspirar em dois planos. Uma técnica de injeção bem sucedida resultará na anestesia dos molares superiores (com exceção da raiz mesiovestibular do primeiro molar em alguns casos) e dos tecidos moles associados na face vestibular

Bloqueio do nervo alveolar superior médio

O bloqueio do nervo alveolar superior médio é útil para procedimentos em que os dentes pré-molares superiores ou a raiz mesiovestibular do 1º molar requerem anestesia. Embora nem sempre esteja presente, é útil se os bloqueios do nervo alveolar superior posterior ou anterior ou a infiltração supraperiosteal não conseguirem obter uma anestesia adequada. Nos indivíduos em que o nervo MSA está ausente, os nervos PSA e ASA fornecem inervação aos dentes pré-molares superiores e à raiz mesiobucal do 1º molar. As contra-indicações incluem inflamação aguda e infeção na área de injeção ou um procedimento que envolva um dente em que a infiltração local seja suficiente. É preferível utilizar uma agulha curta de calibre 25 ou 27 para esta técnica.

Técnica - Identificar a altura da prega mucobucal acima do 2º pré-molar superior. Este será o local da injeção. O operador destro deve colocar-se na posição das nove às dez horas, enquanto o operador esquerdo deve colocar-se na posição das duas às três horas. Retrair o lábio com um instrumento de retração e inserir a agulha até a ponta ficar acima do ápice do segundo dente pré-molar. Aspirar e injetar lentamente dois terços a um cartucho de solução anestésica ao longo de um minuto. A execução bem sucedida desta técnica permite anestesiar a polpa, os tecidos moles circundantes e o osso do 1º e 2º dentes pré-molares e a raiz mesiovestibular do 1º molar.

Bloqueio do nervo alveolar superior anterior/bloqueio do nervo infra-orbital

O bloqueio do nervo alveolar superior anterior (ASA) ou bloqueio do nervo infraorbitário é uma técnica útil para obter anestesia dos incisivos centrais e laterais superiores e do canino, bem como dos tecidos moles circundantes na face vestibular. Em pacientes que não possuem um nervo MSA, o nervo ASA também pode inervar os dentes pré-molares e a raiz mesiobucal do 1º molar. As indicações para a utilização desta técnica incluem procedimentos que envolvem vários dentes e anestesia inadequada da técnica supraperiosteal. É preferível utilizar uma agulha longa de calibre 25 para esta técnica.

Técnica - Colocar o paciente em posição supina. Identificar a altura da prega mucobucal acima do 1º pré-molar superior. Este será o local da injeção. O operador destro deve colocar-se na posição das dez horas, enquanto o operador esquerdo deve colocar-se na posição das duas horas. Identificar o entalhe infra-orbital no rebordo orbital inferior (Fig. 13, A). O forame infraorbitário situa-se imediatamente abaixo do entalhe, normalmente em linha com o segundo pré-molar. O doente sente um ligeiro desconforto quando é exercida pressão digital sobre o forame. É útil, mas não necessário, marcar a posição do forame infraorbitário. Retrair o lábio com um instrumento de retração enquanto se observa a localização do forame. Orientar o bisel da agulha em direção ao osso e inserir a agulha à altura da prega mucobucal acima do 1º pré-molar. A seringa deve ser inclinada em direção ao forame infraorbitário e mantida paralela ao longo eixo do 1º pré-molar para evitar atingir prematuramente o osso maxilar. A agulha é introduzida no tecido mole até entrar em contacto com o osso sobre o teto do forame. Isto corresponde aproximadamente a metade do comprimento da agulha, mas varia consoante o indivíduo. Após a aspiração, aproximadamente metade a dois terços (0,9-1,2 cc) do cartucho de anestésico é depositado lentamente ao longo de um minuto. Recomenda-se que seja mantida pressão sobre o local da injeção para facilitar a difusão da solução anestésica no forame.

A execução bem sucedida desta técnica resulta na estética da pálpebra inferior, da face lateral do nariz e do lábio superior. A anestesia pulpar dos incisivos centrais e laterais superiores, do canino, dos tecidos moles bucais e do osso também é conseguida. Numa determinada percentagem de pessoas, os dentes pré-molares e a raiz mesiovestibular do 1º molar também são anestesiados

Bloqueio do nervo palatino maior

O bloqueio do nervo palatino maior é útil quando é necessário efetuar um tratamento no aspeto palatino da dentição pré-molar e molar do maxilar. Esta técnica tem como alvo a área imediatamente anterior ao canal palatino maior. O nervo palatino maior sai do canal e desloca-se para a frente entre o osso e o tecido mole do palato. As contra-indicações para esta técnica são a inflamação aguda e a infeção no local da injeção. É preferível utilizar uma agulha longa de calibre 25 ou 27 para esta técnica.

Técnica - O doente deve estar em posição supina, com o queixo inclinado para cima, para permitir a visibilidade da área a anestesiar. O operador destro deve colocar-se na posição de oito horas, enquanto o operador esquerdo deve colocar-se na posição de quatro horas. Utilizando um cotonete, localizar o forame palatino maior, colocando-o no tecido palatino aproximadamente um centímetro medialmente à junção do 2º e 3º molares. Embora esta seja a posição habitual do forame, este pode estar localizado ligeiramente anterior ou posterior a esta localização. Pressionar suavemente a zaragatoa no tecido até sentir a depressão criada pelo forame. Malamed e Trieger descobriram que o forame é encontrado medialmente à metade anterior do 3º molar aproximadamente 50% das vezes, medialmente à metade posterior do 2º molar aproximadamente 39% das vezes e medialmente à metade posterior do 3º molar aproximadamente 9% das vezes.6 A área aproximadamente um a dois milímetros anterior ao forame é o local alvo da injeção. Utilizando o cotonete, aplique pressão na área do forame até o tecido ficar branco. Apontar a seringa perpendicularmente ao local de injeção que se encontra um a dois milímetros antes do forame. Mantendo a pressão sobre o forame, injetar pequenos volumes de solução anestésica à medida que a agulha avança através do tecido até entrar em contacto com o osso. O tecido fica branco na área circundante ao local da injeção. A profundidade de penetração não é normalmente superior a alguns milímetros. Assim que o osso for contactado, aspirar e injetar aproximadamente um quarto (0,45 cc) de solução anestésica. A resistência à deposição da solução anestésica é normalmente sentida pelo operador. Esta técnica fornece anestesia à mucosa palatina e ao palato duro desde o 1º pré-molar anteriormente até ao aspeto posterior do palato duro e até à linha média medialmente

Bloqueio do nervo nasopalatino

O bloqueio do nervo nasopalatino, também conhecido como bloqueio do nervo incisivo e bloqueio do nervo esfenopalatino, anestesia os nervos nasopalatinos bilateralmente. Nesta técnica, a solução anestésica é depositada na zona do forame incisivo. Esta técnica é indicada quando o tratamento requer a anestesia do aspeto lingual de múltiplos dentes anteriores. Uma agulha curta de calibre 25 ou 27 é preferida para esta técnica.

Técnica - O doente deve estar em posição supina, com o queixo inclinado para cima, para permitir a visibilidade da área a anestesiar. O operador destro deve estar na posição das nove horas, enquanto o operador esquerdo deve estar na posição das três horas. Identificar as papilas incisivas. A área diretamente lateral à papila incisiva é o local da injeção. Com um cotonete, exercer pressão sobre a papila incisiva. Introduzir a agulha imediatamente lateral à papila com o bisel contra o tecido. Avançar a agulha lentamente em direção ao forame incisivo, depositando pequenos volumes de anestésico e mantendo a pressão sobre a papila. Assim que o osso for contactado, retrair a agulha cerca de um milímetro, aspirar e injetar um quarto (0,45 cc) de um cartucho de solução anestésica ao longo de trinta segundos. É normal o branqueamento dos tecidos circundantes e a resistência à deposição da solução anestésica. A anestesia será efectuada nos tecidos moles e duros do aspeto lingual dos dentes anteriores, desde a distal do canino de um lado até à distal do canino do lado oposto.1

Infiltração local do palato

A administração de anestésico local para a anestesia palatina de apenas um ou dois dentes é comum na prática clínica. Quando um bloqueio não é desejável, a infiltração local proporciona uma anestesia palatina eficaz de cada dente a ser tratado. As contra-indicações incluem inflamação aguda e infeção na área a ser anestesiada. É preferível utilizar uma agulha curta de calibre 25 ou 27 para esta técnica.

Técnica - O doente deve estar em posição supina, com o queixo inclinado para cima, para permitir a visibilidade da zona a anestesiar. Identificar a zona a anestesiar. O operador destro deve estar na posição das dez horas, enquanto o operador esquerdo deve estar na posição das duas horas. A área de penetração da agulha é de cinco a dez milímetros palatinos em relação ao centro da coroa. Aplicar pressão diretamente atrás do local da injeção com uma compressa de algodão. Introduzir a agulha num ângulo de quarenta e cinco graus em relação ao local de injeção, com o bisel virado para o tecido mole. Mantendo a pressão atrás do local de injeção, avançar a agulha e depositar lentamente a solução anestésica à medida que o tecido mole é penetrado. Avançar a agulha até entrar em contacto com o osso. A profundidade de penetração não é normalmente superior a alguns milímetros. O tecido está muito firmemente aderente ao periósteo subjacente nesta região, o que causa resistência à deposição de anestésico local. Não é necessário mais do que 0,2 a 0,4 cc de solução anestésica para proporcionar uma anestesia palatina adequada. O branqueamento do tecido no local da injeção segue-se imediatamente à deposição do anestésico local. A administração bem sucedida de anestésico utilizando esta técnica resulta em hemostasia e anestesia do tecido palatino na área de injeção

Injeção intrapulpar

A injeção intrapulpar envolve a anestesia do nervo no interior do canal pulpar do dente a ser tratado. Quando o controlo da dor não pode ser alcançado por nenhum dos métodos acima mencionados, o método intrapulpar pode ser utilizado quando a câmara pulpar está aberta. Não existem contra-indicações para a utilização desta técnica, uma vez que, por vezes, é o único método eficaz de controlo da dor. É preferível utilizar uma agulha curta de calibre 25 ou 27 para esta técnica.

Técnica - O doente deve estar em posição supina, com o queixo inclinado para cima, para permitir a visibilidade da área a anestesiar. Identificar o dente a ser anestesiado. O operador destro deve estar na posição das dez horas, enquanto o operador esquerdo deve estar na posição das duas horas. Partindo do princípio que a câmara pulpar foi aberta por um profissional dentário experiente, colocar a agulha na câmara pulpar e depositar uma gota de anestésico. Avançar a agulha para o interior do canal pulpar e depositar mais 0,2 cc de solução anestésica local. Pode ser necessário dobrar a agulha para aceder à câmara, especialmente nos dentes posteriores. O doente sente normalmente um breve período de dor significativa quando a solução entra no canal, seguido de um alívio imediato da dor

Bloqueio do nervo maxilar

Menos frequentemente utilizado na prática clínica, o bloqueio do nervo maxilar (bloqueio de segunda divisão) proporciona anestesia de uma hemimaxila. Esta técnica é útil para procedimentos que requerem a anestesia de vários dentes e dos tecidos moles bucais e palatinos circundantes num quadrante ou quando a inflamação aguda e a infeção impedem a administração bem sucedida da anestesia pelos métodos acima referidos. Existem duas técnicas que podem ser utilizadas para obter o bloqueio do nervo maxilar: a abordagem da tuberosidade alta e a abordagem do canal palatino maior. A abordagem da tuberosidade alta acarreta o risco de formação de hematoma e, portanto, é contra-indicada em pacientes com distúrbios de coagulação. A artéria maxilar é o vaso de maior preocupação com a abordagem da tuberosidade alta. Ambas as técnicas estão contra-indicadas quando existe inflamação aguda e infeção no local da injeção.

Abordagem da tuberosidade alta

Para esta técnica, é preferível utilizar uma agulha longa de calibre 25.

Técnica - O doente deve estar em posição supina, com o queixo inclinado para cima, para permitir a visibilidade da zona a anestesiar. Identificar a zona a anestesiar. O operador destro deve estar na posição das dez horas, enquanto o operador esquerdo deve estar na posição das duas horas. Esta técnica anestesia o nervo maxilar à medida que este percorre a fossa pterigopalatina. Identificar a altura da prega mucobucal imediatamente distal ao 2º molar superior. Este é o local da injeção. A agulha deve entrar no tecido num ângulo de quarenta e cinco graus, orientada para posterior, superior e medialmente, tal como no bloqueio do nervo PSA, e o bisel deve estar orientado para o osso. A agulha é avançada até uma profundidade de aproximadamente 30 mm ou alguns milímetros antes do centro. A esta profundidade, a agulha encontra-se dentro da fossa pterigopalatina. O operador deve então aspirar, rodar a agulha um quarto de volta e aspirar novamente. Depois de estabelecida a aspiração negativa em dois planos, injetar lentamente um cartucho de solução anestésica ao longo de um minuto. A agulha é então lentamente retirada e tapada de novo. A administração bem sucedida de anestésico utilizando esta técnica proporciona anestesia a toda a hemimaxila no lado ipsilateral do bloqueio. Isto inclui a anestesia pulpar dos dentes maxilares, dos tecidos moles bucais e palatinos até à linha média, bem como da pele do lábio superior, da face lateral do nariz e da pálpebra inferior.

Abordagem do canal do Grande Palatino

Para esta técnica, é preferível utilizar uma agulha longa de calibre 25.

Técnica - Colocar o doente na posição supina. O operador destro deve estar na posição das dez horas, enquanto o operador esquerdo deve estar na posição das duas horas. Identificar o forame palatino maior tal como descrito na técnica de bloqueio do nervo palatino maior. O tecido diretamente sobre o forame palatino maior é o alvo da injeção. Esta técnica anestesia o nervo maxilar à medida que este percorre a fossa pterigopalatina através do canal palatino maior. Aplicar pressão na área sobre o forame palatino maior com um aplicador com ponta de algodão. Administrar um bloqueio do nervo palatino maior utilizando a técnica acima referida. Uma vez alcançada a anestesia palatina adequada, sondar suavemente o forame palatino maior com a ponta da agulha. Para esta técnica, a seringa deve ser segurada de modo a que a agulha seja direcionada posteriormente. Pode ser necessário alterar a angulação da agulha para localizar o forame. Num estudo de caso realizado por Malamed e Trieger, a maioria dos canais foram angulados 45-50 graus. Uma vez localizado o forame, avançar a agulha até uma profundidade de 30 mm. Se houver resistência, retire a agulha alguns milímetros e volte a entrar num ângulo diferente. O estudo de Malamed e Trieger indica que as obstruções ósseas que impedem a passagem da agulha foram encontradas em cerca de 5% a 15% dos canais. Se for encontrada resistência no início e o operador não conseguir avançar a agulha no canal mais do que alguns milímetros, o procedimento deve ser abortado e a abordagem da tuberosidade alta deve ser considerada. Se não houver resistência e a penetração do canal for bem sucedida, aspirar em dois planos, tal como descrito nas secções anteriores, e depositar lentamente um cartucho de solução anestésica local. Tal como na abordagem da tuberosidade alta, a hemimaxila do lado ipsilateral à injeção fica anestesiada com a execução bem sucedida desta técnica.1,6,7

Injeção Intraseptal

A técnica intraseptal é um complemento útil para as técnicas acima mencionadas (supraperiosteal, PSA, MSA, ASA). Embora não seja utilizada com tanta frequência na prática clínica, a técnica é muito semelhante à injeção PDL e oferece a vantagem adicional de hemostase na área de injeção. As terminações nervosas terminais nos tecidos moles e duros circundantes de cada dente são anestesiadas com esta técnica. As contra-indicações ao procedimento incluem inflamação aguda e infeção no local da injeção. É preferível utilizar uma agulha curta de calibre 27 para esta técnica.

Técnica - Colocar o paciente em posição supina. A área-alvo é a palpila interdentária, 2-3 mm apicalmente ao ápice do triângulo papilar. O operador destro deve estar na posição das dez horas, enquanto o operador esquerdo deve estar na posição das duas horas. O operador pode pedir ao doente que vire a cabeça para obter uma visibilidade óptima. A seringa é mantida num ângulo de 45 graus em relação ao longo eixo do dente, com o bisel virado para o ápice da raiz. A agulha é introduzida no tecido mole e avança até entrar em contacto com o osso. Nesta altura, devem ser administradas algumas gotas de anestésico. A agulha é então avançada para o septo interdentário e são depositados 0,2 cc de solução anestésica. É de esperar que haja resistência ao fluxo da solução anestésica e que ocorra isquemia dos tecidos moles que rodeiam o local da injeção pouco tempo depois de a solução anestésica ser administrada.

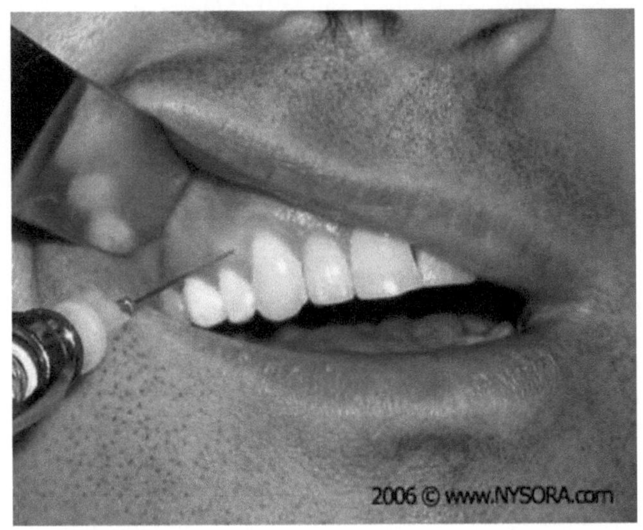

4. TÉCNICAS DE ANESTESIA REGIONAL MANDIBULAR

As técnicas utilizadas na prática clínica para a anestesia dos tecidos duros e moles da mandíbula incluem a técnica supraperiosteal, a injeção PDL, a anestesia intrapulpar, a injeção intraseptal, o bloqueio do nervo alveolar inferior, o bloqueio do nervo vestibular longo, a técnica de Gow-Gates, o bloqueio mandibular de boca fechada de Vazirani-Akinosi, o bloqueio do nervo mental e o bloqueio do nervo incisivo.

As técnicas supraperiosteal, PDL, intrapulpar e intraseptal são executadas da mesma forma que a descrita acima para a anestesia maxilar. Ao anestesiar a mandíbula, o paciente deve estar na posição semi-supina ou reclinada. O operador destro deve colocar-se na posição das nove às dez horas, enquanto o operador esquerdo deve colocar-se na posição das três às quatro horas.

Bloqueio do nervo alveolar inferior

O bloqueio do nervo alveolar inferior é uma das técnicas mais utilizadas na anestesia regional mandibular. É extremamente útil quando vários dentes num quadrante requerem tratamento. Embora eficaz, esta técnica tem uma elevada taxa de insucesso, mesmo quando se mantém uma adesão rigorosa ao protocolo. O alvo desta técnica é o nervo mandibular, uma vez que este percorre o aspeto medial do ramo, antes da sua entrada no forame mandibular. Os nervos lingual, mental e incisivo também são anestesiados. É preferível utilizar uma agulha longa de calibre 25 para esta técnica.

Técnica - O doente deve estar na posição semisupina. O operador destro deve estar na posição de oito horas, enquanto o operador esquerdo deve estar na posição de quatro horas. Com a boca aberta ao máximo, identificar a incisura coronoide e a rafe pterigomandibular. Três quartos da distância ântero-posterior entre estes dois pontos de referência, e aproximadamente seis a dez milímetros acima do plano oclusal, é o local da injeção. Utilizar um instrumento de retração para retrair a bochecha e levar a agulha até ao local de injeção a partir da região pré-molar contralateral. À medida que a agulha atravessa o tecido mole, depositar uma ou duas gotas de solução anestésica. Avançar a agulha até entrar em contacto com o osso. Uma vez em contacto com o osso, retirar a agulha um milímetro e redirecionar a agulha para posterior, levando o cano da seringa para o plano oclusal. Avançar a agulha até três quartos da sua profundidade, aspirar e injetar três quartos de um cartucho de solução anestésica lentamente ao longo de um minuto. À medida que a agulha é retirada, continuar a depositar o restante um quarto de solução anestésica de modo a anestesiar o nervo lingual. A execução bem sucedida desta técnica resulta na anestesia dos dentes mandibulares do lado ipsilateral à linha média, dos tecidos moles bucais e linguais associados, da face lateral da língua do lado ipsilateral e do lábio inferior do lado ipsilateral

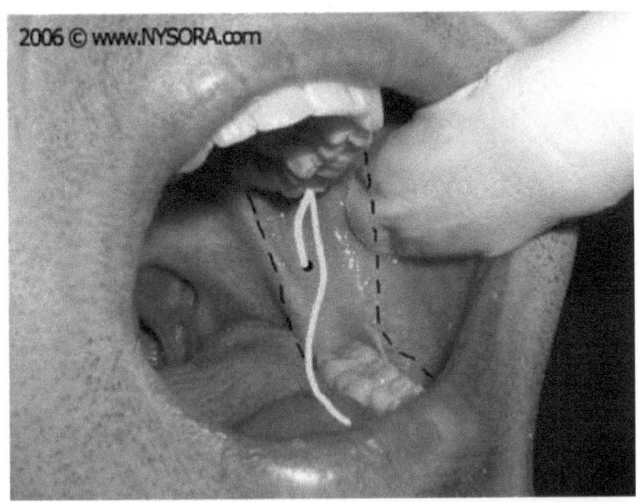

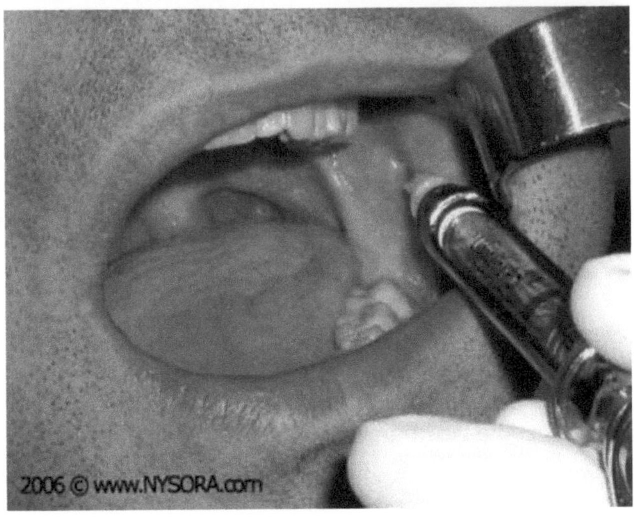

Depois de entrar em contacto com o osso, a agulha é redireccionada posteriormente, levando o cano da seringa para o plano oclusal. A agulha é então avançada até três quartos da sua profundidade

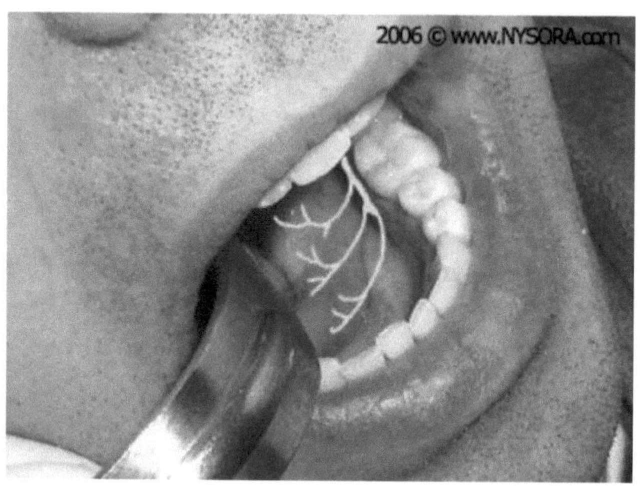

Localização do nervo lingual que é anestesiado durante a administração de um bloqueio do nervo alveolar inferior

Bloqueio do nervo bucal

O bloqueio do nervo bucal, também conhecido como bloqueio bucal longo ou bucinador, é um complemento útil do bloqueio do nervo alveolar inferior quando está indicada a manipulação do tecido mole bucal na região dos molares inferiores. O alvo desta técnica é o nervo bucal quando este passa sobre o aspeto anterior do ramo. As contra-indicações para o procedimento incluem inflamação aguda e infeção no local da injeção. É preferível utilizar uma agulha longa de calibre 25 para esta técnica.

Técnica - O doente deve estar na posição semisupina. O operador destro deve estar na posição de oito horas, enquanto o operador esquerdo deve estar na posição de quatro horas. Identificar o dente molar mais distal do lado a ser tratado. O tecido imediatamente distal e vestibular ao último dente molar é a área alvo para a injeção (Fig. 19, A e B). Utilizar um instrumento de retração para retrair a bochecha.

O bisel da agulha deve estar virado para o osso e a seringa deve ser mantida paralela ao plano oclusal no lado da injeção. A agulha é introduzida no tecido mole e são administradas algumas gotas de solução anestésica. A agulha é avançada cerca de um ou dois milímetros até entrar em contacto com o osso. Quando o osso é contactado e a aspiração é negativa, são depositados 0,2 cc de solução anestésica local. A agulha é retirada e tapada de novo. A execução bem sucedida desta técnica resulta na anestesia do tecido mole bucal da região do molar inferior

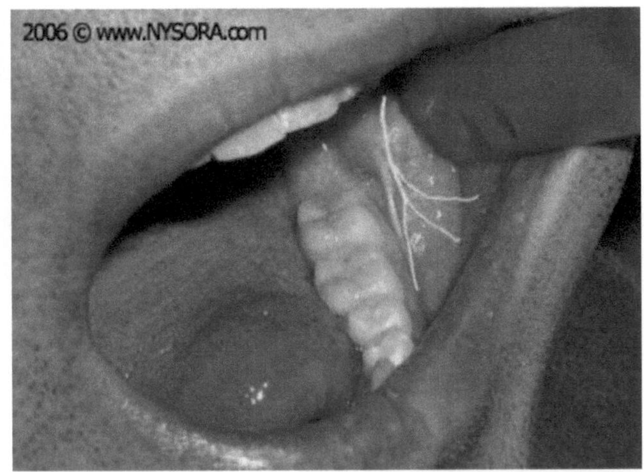

Localização do nervo bucal.

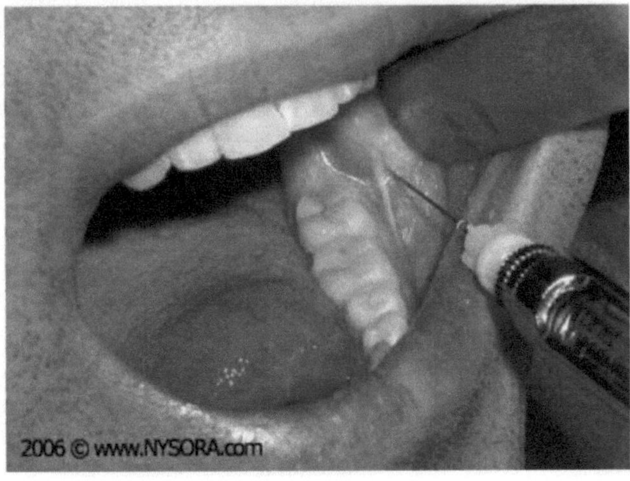

O tecido imediatamente distal e vestibular ao último dente molar é o alvo

Técnica de Gow-Gates

A técnica de Gow-Gates ou bloqueio do nervo da terceira divisão é uma alternativa útil ao bloqueio do nervo alveolar inferior e é frequentemente utilizada quando este último não consegue proporcionar uma anestesia adequada. As vantagens desta técnica em relação à técnica alveolar inferior são a baixa taxa de insucesso e a baixa incidência de aspiração positiva. A técnica de Gow-Gates anestesia os nervos auriculotemporal, alveolar inferior, bucal, mental, incisivo, milo-hióideo e lingual. As contra-indicações para este procedimento incluem inflamação aguda e infeção no local da injeção e doentes trismáticos. É preferível utilizar uma agulha longa de calibre 25 para esta técnica.

Técnica - O doente deve estar na posição semisupina. O operador destro deve estar na posição de oito horas, enquanto o operador esquerdo deve estar na posição de quatro horas. A área alvo para esta técnica é o colo do côndilo abaixo da área de inserção do músculo pterigoide lateral. É utilizado um instrumento de retração para retrair a bochecha. Pede-se ao doente para abrir ao máximo e identifica-se a cúspide mesiolingual do 2º molar superior no lado da anestesia pretendida. O local de inserção da agulha será imediatamente distal ao segundo molar superior, ao nível da cúspide mesiolingual. Levar a agulha para o local de inserção num plano paralelo a uma linha imaginária traçada a partir da incisura intertrágica até ao canto da boca do mesmo lado da injeção, não sendo a orientação do bisel da agulha importante nesta técnica. Avançar a agulha através do tecido mole cerca de 25 mm até entrar em contacto com o osso. Este é o colo do côndilo. Após o contacto com o osso, retirar a agulha um milímetro e aspirar. Redirecionar a agulha superiormente e voltar a aspirar. Se a aspiração em dois planos for negativa, injetar lentamente um cartucho de solução anestésica local ao longo de um minuto. A execução bem sucedida desta técnica proporciona anestesia aos dentes mandibulares ipsilaterais até à linha média e aos tecidos moles e duros bucais e linguais associados. Os dois terços anteriores da língua, o pavimento da boca, a pele sobre o zigoma, o aspeto posterior da bochecha e a região temporal no lado ipsilateral da injeção também são anestesiados com o bloqueio do nervo alveolar ou com a utilização da técnica de Gow-Gates, sendo que ambas requerem que o doente esteja aberto ao máximo. Outras vantagens desta técnica são o risco mínimo de traumatismo do nervo alveolar inferior, da artéria, da veia e do músculo pterigoide, a baixa taxa de complicações e o desconforto mínimo após a injeção. As contra-indicações a esta técnica são a inflamação aguda e a infeção no espaço pterigomandibular, a deformidade ou o tumor na região da tuberosidade maxilar ou a incapacidade de visualizar o aspeto medial do ramo. É preferível utilizar uma agulha longa de calibre 25 para esta técnica.

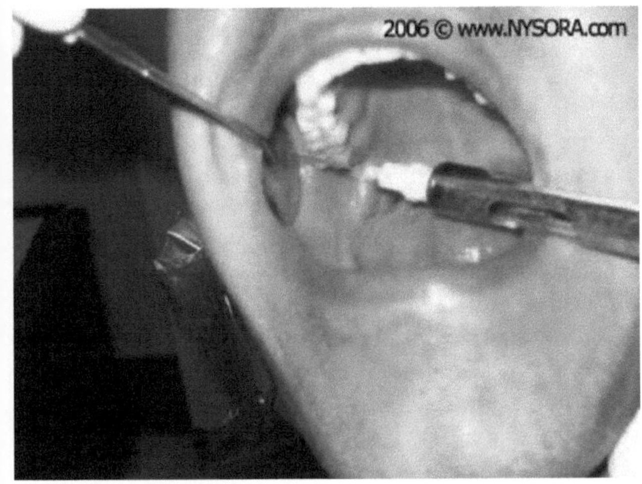

Pede-se ao doente que abra a boca ao máximo. A cúspide mesiolingual do 2º molar superior é o ponto de referência para a altura da injeção

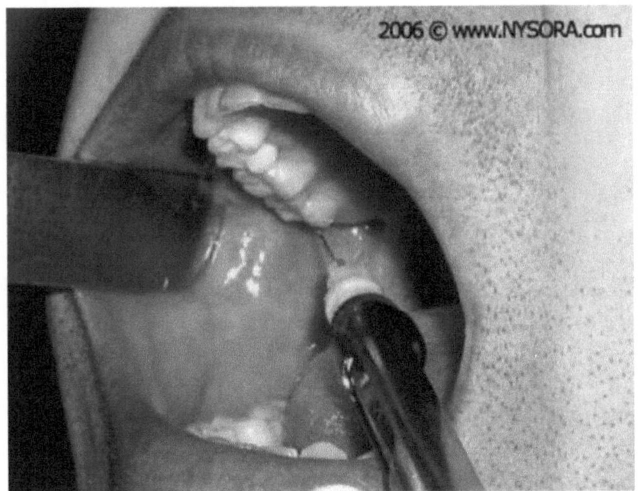

A agulha é então movida distalmente e mantida paralela a uma linha imaginária traçada a partir da incisura intertrágica até ao canto da boca

Bloqueio mandibular de boca fechada Vazirani-Akinosi

O bloqueio mandibular de boca fechada de Vazirani-Akinosi é uma técnica útil para pacientes com abertura limitada devido a trismo ou anquilose da articulação temporomandibular. A abertura mandibular limitada impede a administração do bloqueio mandibular inferior.

Técnica - O doente deve estar na posição semisupina. O operador destro deve estar na posição de oito horas, enquanto o operador esquerdo deve estar na posição de quatro horas. A margem gengival acima dos 2º e 3º molares superiores e a rafe pterigomandibular servem como pontos de referência para esta técnica. É utilizado um instrumento de retração para esticar a bochecha lateralmente. O paciente deve ocluir suavemente sobre os dentes posteriores. A agulha é mantida paralela ao plano oclusal ao nível da margem gengival dos 2º e 3º molares superiores. O bisel é direcionado para longe do osso, virado para a linha média. A agulha é avançada através da membrana mucosa e do músculo bucinador para entrar no espaço pterigomandibular. A agulha é inserida até cerca de metade a três quartos do seu comprimento. Neste ponto, a agulha estará na secção média do espaço pterigomandibular. Aspirar e, em caso negativo, é depositado um cartucho de solução anestésica local durante um minuto. A difusão e a gravitação da solução anestésica local anestesiarão os nervos lingual e vestibular longo, para além do nervo alveolar inferior. A execução bem sucedida desta técnica permite anestesiar os dentes mandibulares ipsilaterais até à linha média e os tecidos moles e duros bucais e linguais associados. Os dois terços anteriores da língua e o assoalho da boca também são anestesiados.

Bloqueio do nervo mental

O bloqueio do nervo mental é indicado para procedimentos em que é necessária a manipulação do tecido mole bucal anterior ao forame mental. As contra-indicações para esta técnica são a inflamação aguda e a infeção no local da injeção. É preferível utilizar uma agulha curta de calibre 25 ou 27 para esta técnica.

Técnica - O doente deve estar na posição semisupina. O operador destro deve estar na posição de oito horas, enquanto o operador esquerdo deve estar na posição de quatro horas. A área alvo é a altura da prega mucobucal sobre o forame mental (Fig. 21, A e B). O forame pode ser palpado manualmente, aplicando uma ligeira pressão com os dedos no corpo da mandíbula, na área dos ápices dos pré-molares. O doente sentirá um ligeiro desconforto aquando da palpação do forame. Utilizar um instrumento de retração para retrair o tecido mole. A agulha é direcionada para o forame mental com o bisel virado para o osso. Penetrar o tecido mole até uma profundidade de cinco milímetros, aspirar e injetar aproximadamente 0,6 cc de solução anestésica. A execução bem sucedida desta técnica resulta na anestesia do tecido mole bucal anterior ao forame, do lábio inferior e do queixo do lado da injeção.

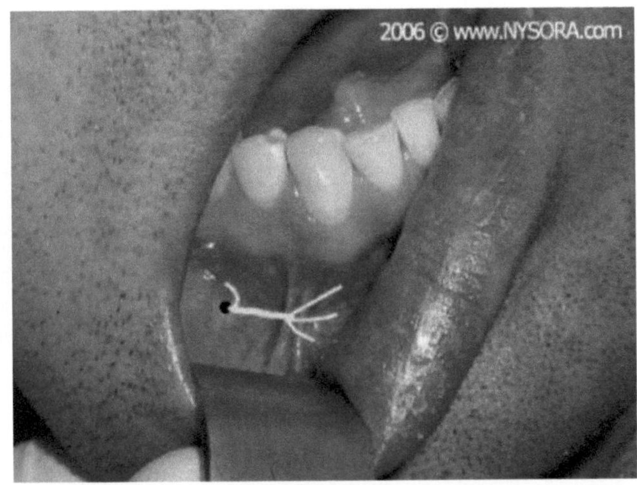

Localização dos nervos mentais e incisivos

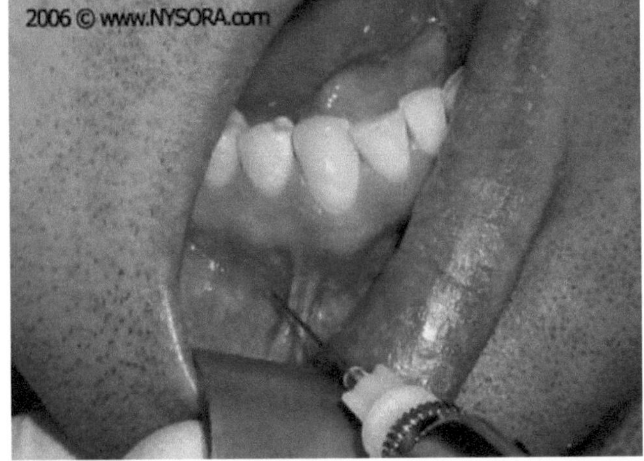

Bloqueio dos nervos mental e incisivo: A agulha é inserida à altura da prega mucobucal sobre o forame mental, tanto para o bloqueio do nervo mental como para o bloqueio do nervo incisivo

Bloqueio do nervo incisivo

O bloqueio do nervo incisivo não é empregue com tanta frequência na prática clínica, mas revela-se muito útil quando o tratamento se limita aos dentes anteriores da mandíbula e não é necessária uma anestesia completa do quadrante. A técnica é quase idêntica à do bloqueio do nervo mental, com um passo adicional. Tanto o nervo mental como o incisivo são anestesiados com esta técnica. As contra-indicações para esta técnica são a inflamação aguda e a infeção no local da injeção. É preferível utilizar uma agulha curta de calibre 25 ou 27 para esta técnica.

Técnica - O doente deve estar na posição semisupina. O operador destro deve estar na posição de oito horas, enquanto o operador esquerdo deve estar na posição de quatro horas. A área alvo é a altura da prega mucobucal sobre o forame mental. Identificar o forame mental como descrito anteriormente. Administrar ao doente um bloqueio do nervo mental, tal como descrito acima, e aplicar pressão digital no local da injeção durante a administração da solução anestésica. Continuar a aplicar pressão digital no local da injeção dois a três minutos após o fim da injeção para ajudar o anestésico a difundir-se no forame. A aplicação bem sucedida desta técnica proporciona anestesia aos pré-molares, caninos, dentes incisivos, lábio inferior, pele do queixo e tecido mole bucal anterior ao forame mental

5. *BLOQUEIO DO PLEXO CERVICAL* SUPERFICIAL

✓ O bloqueio do plexo cervical superficial (BPCS) é simples e fácil de efetuar, mas infelizmente é muitas vezes ignorado como uma opção à anestesia geral. É importante compreender que o BPCS proporciona a mesma anestesia sensorial (dermátomo) que o bloqueio do plexo cervical profundo (BPCP), que simplesmente incorpora o componente motor do PC nas raízes nervosas antes de os aspectos sensoriais e motores se separarem. O bloqueio anestésico regional do plexo cervical é uma alternativa segura e útil à anestesia geral endotraqueal para cirurgias no pescoço, na parte superior do ombro e na área do couro cabeludo occipital.

✓ O componente sensorial do plexo cervical pode ser bloqueado separadamente e facilmente através de um bloqueio superficial do plexo cervical. O bloqueio motor e sensorial pode ser obtido através de um bloqueio profundo do plexo cervical.

✓ Pequenos efeitos colaterais transitórios são comuns aos bloqueios profundos do plexo cervical, mas raramente têm qualquer consequência. Nos últimos anos, tem-se assistido a um aumento do interesse na utilização do bloqueio do plexo cervical, devido ao aumento da sua popularidade em procedimentos cirúrgicos como as endarterectomias carotídeas.

✓ A compreensão da anatomia e dos princípios desta técnica anestésica permitirá ao médico oferecer ao doente e ao cirurgião uma opção anestésica importante.

- A base de cada <u>triângulo anterior</u> é a margem inferior da mandíbula, a margem anterior é a linha média do pescoço e a margem posterior é a borda anterior do ECM. O ápice de cada triângulo anterior aponta inferiormente e está na incisura supraesternal. Os triângulos anteriores estão associados a estruturas como as vias respiratórias e o trato digestivo, e os nervos e vasos que passam entre o tórax e a cabeça. Estão também associados às glândulas tiroide e paratiroide.

- A base de cada <u>triângulo posterior</u> é o terço médio da clavícula. A margem medial é a borda posterior do músculo ECM, e a margem lateral é a borda anterior do músculo trapézio. O ápice aponta superiormente e é imediatamente póstero-inferior ao processo mastoide. Os triângulos posteriores estão associados a nervos e vasos que passam para dentro e para fora dos membros superiores.

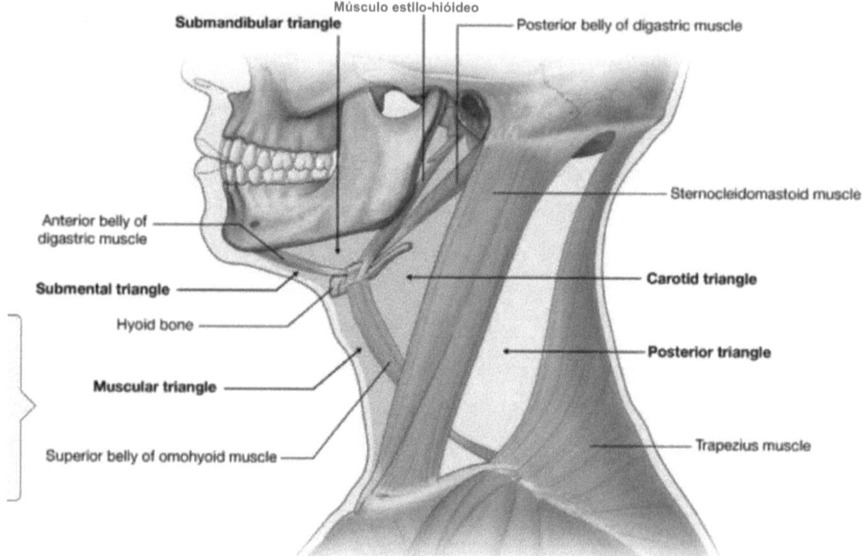

O disco intervertebral entre as vértebras CIII e CIV situa-se no mesmo plano horizontal que a bifurcação da artéria carótida comum nas artérias carótidas interna e externa. Este nível situa-se aproximadamente na margem superior da cartilagem tiroide.

O nível vertebral CVI marca a transição da faringe para o esófago e da laringe para a traqueia. O nível vertebral CVI marca, portanto, as extremidades superiores do esófago e da traqueia e situa-se aproximadamente ao nível da margem inferior da cartilagem cricoide.

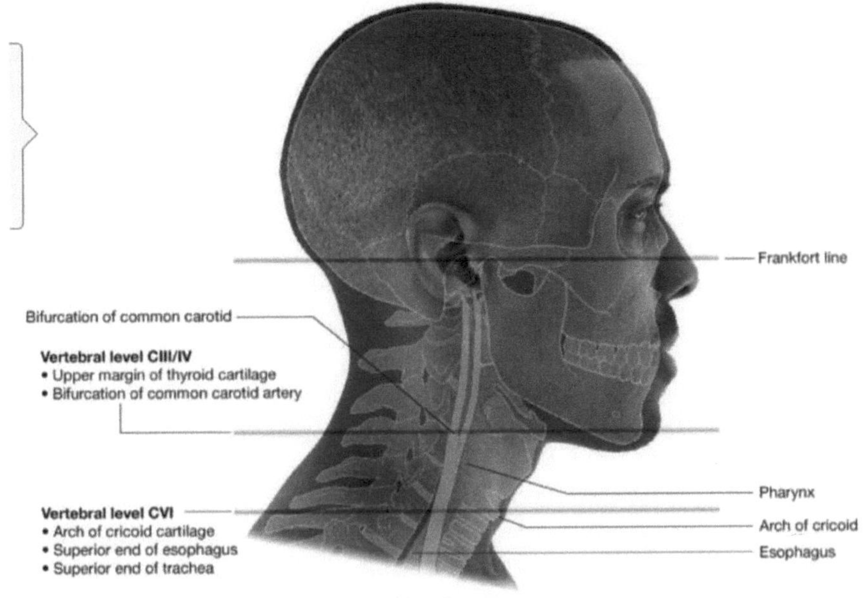

Nervo acessório [XI]

O **nervo acessório** é um nervo craniano que controla os músculos esternocleidomastóideo e trapézio. Como antigamente se acreditava que parte dele se originava no cérebro, é considerado o décimo primeiro dos doze nervos cranianos, ou simplesmente nervo craniano **XI**.

As descrições tradicionais do nervo acessório dividem-no em duas partes: uma *parte espinal* e uma *parte craniana[1]*. No entanto, devido ao facto de a componente craniana se juntar rapidamente ao nervo vago, tornando-se parte integrante deste nervo, as descrições modernas consideram frequentemente que a componente craniana faz parte do nervo vago e não do nervo acessório propriamente dito.[12] Por esta razão, em discussões contemporâneas sobre o nervo acessório, a prática comum é descartar completamente a parte craniana, referindo-se ao nervo acessório especificamente como o **nervo acessório espinhal**.

O nervo espinhal acessório fornece inervação motora do sistema nervoso central a dois músculos do pescoço: o músculo esternocleidomastóideo e o músculo trapézio. O músculo esternocleidomastóideo inclina e roda a cabeça, enquanto o músculo trapézio exerce várias acções sobre a omoplata, incluindo a elevação do ombro e a abdução do braço.

A amplitude de movimento e o teste de força do pescoço e dos ombros podem ser medidos durante um exame neurológico para avaliar a função do nervo acessório espinal. A limitação da amplitude de movimento ou a fraca força muscular são sugestivas de lesão do nervo acessório espinal, que pode resultar de uma variedade de causas. A lesão do nervo acessório espinhal é mais frequentemente causada por procedimentos médicos que envolvem a cabeça e o pescoço.[13] Clinicamente, as lesões iatrogénicas resultam normalmente em perda de volume do músculo trapézio, que é tipicamente muito visível.

O nervo acessório deriva da placa basal dos segmentos embrionários da coluna vertebral C1-C6.

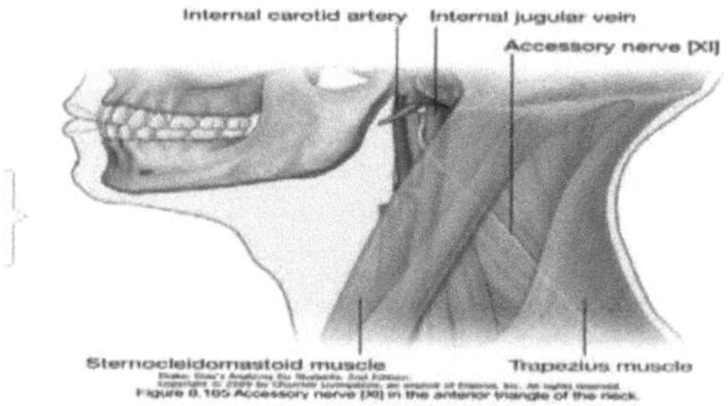

Figure 8.165 Accessory nerve [XI] in the anterior triangle of the neck.

O plexo cervical é formado pelas divisões anteriores dos quatro nervos cervicais superiores situados na superfície anterior da vértebra cervical superior; assenta no músculo elevador da escápula e no músculo escaleno médio e é coberto pelo esternocleidomastóideo.

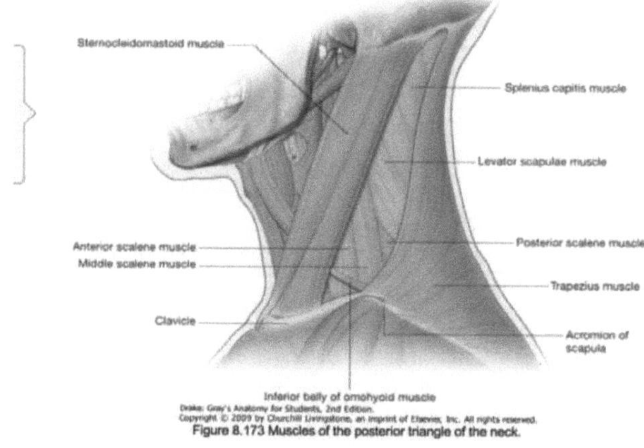

Figure 8.173 Muscles of the posterior triangle of the neck.

A **veia jugular externa** recebe a maior parte do sangue do exterior do <u>crânio</u> e das partes profundas da <u>face</u>, sendo formada pela junção da divisão posterior da <u>veia retromandibular</u> com a <u>veia auricular posterior</u>. Começa na substância da <u>glândula parótida</u>, ao nível do <u>ângulo da mandíbula</u>, e corre perpendicularmente ao longo do pescoço, na direção de uma linha traçada desde o ângulo da mandíbula até ao meio da clavícula, no bordo posterior do <u>esternocleidomastoideu</u>.

No seu trajeto, atravessa obliquamente o esternocleidomastóideo e, no <u>triângulo subclávio</u>, perfura a <u>fáscia profunda</u>, terminando na <u>veia subclávia</u> lateral ou à frente do <u>escaleno anterior</u>, perfurando o teto do <u>triângulo posterior</u>.

Está separado do esternocleidomastóideo pela camada de revestimento da fáscia cervical profunda e é coberto pelo <u>platisma</u>, pela fáscia superficial e pelo tegumento; atravessa o nervo cutâneo cervical e a sua metade superior é paralela ao <u>nervo auricular magno</u>.

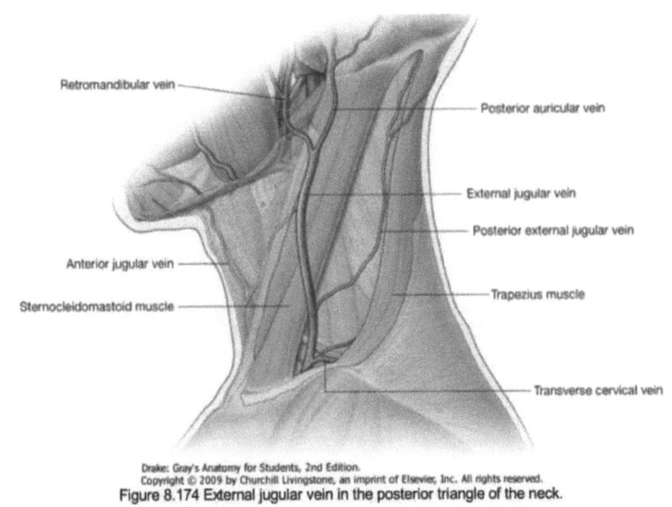

Drake: Gray's Anatomy for Students, 2nd Edition.
Copyright © 2009 by Churchill Livingstone, an imprint of Elsevier, Inc. All rights reserved.
Figure 8.174 External jugular vein in the posterior triangle of the neck.

ANATOMIA DA PC

O plexo cervical é formado pelo ramo anterior das raízes nervosas de C1 a C4; situa-se anteriormente às vértebras cervicais e   posteriormente ao músculo esternocleidomastóideo.

Os 5 principais componentes do plexo cervical são :
(1) os ramos cutâneos, que irrigam os nervos occipital menor, auricular maior,

cervical transverso e supraclavicular.

(2) a Ansa cervical, que inerva os músculos Infra-hióideo e Genio-hióideo.

(3) o nervo frénico, que é o único nervo motor que inerva o diafragma.

(4) contribuições para o nervo acessório (NC XI), que inerva os músculos esternocleidomastóideo e trapézio.

(5) Ramos musculares diretos, que irrigam os músculos pré-vertebrais do pescoço.

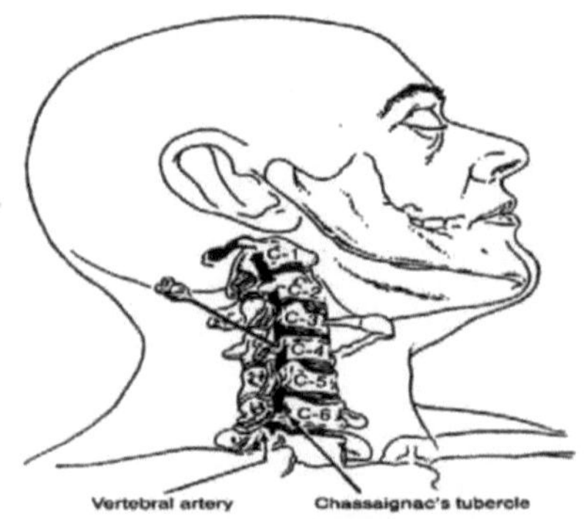

The cervical nerves emerge from the "gutter" formed by the anterior and posterior tubercles of the transverse

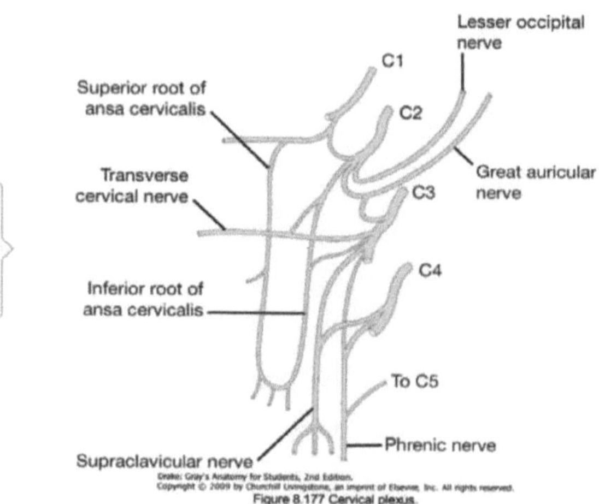

Figura 8.177 Cervical plexus.

The cutaneous branches are visible in the posterior triangle emerging from beneath the posterior

CONSIDERAÇÕES ANATÓMICAS

O plexo cervical (PC) é formado pelos quatro primeiros nervos espinhais

cervicais, C-1, C-2, C-3 e
C-4. Considera-se que o primeiro nervo cervical não tem componentes sensoriais e apenas pequenos componentes motores.
componentes no pescoço posterior; por conseguinte, o nosso foco será em C-2, C-3 e C-4. Estes componentes espinhais
Os nervos emergem dos forames intervertebrais e passam por detrás da artéria e veia vertebrais na calha formada pelos músculos anteriores e posteriores do processo transverso correspondente das vértebras cervicais (Figura 1).
e ramo descendente'. 4" 15 As raízes nervosas de C-2, C-3 e C-4 entram então num ramo perineural
Espaço criado pelos tendões e músculos que se ligam aos tubérculos anteriores e posteriores das vértebras cervicais correspondentes e que formam um compartimento ascial. Este compartimento é revestido anteriormente pelo músculo escaleno anterior e posteriormente pelo músculo escaleno médio. Foi este conceito compartimental que inspirou Winnie a descrever a técnica de injeção única para a CEC. No entanto, outros acham que esse compartimento é menos desenvolvido do que aquele formado logo abaixo dele em torno do plexo braquial. As divisões ventrais primárias de C-2, C-3 e C-4 separam-se em ramos descendentes e ascendentes que formam um padrão de três alças. Essas alças constituem a formação do plexo e também se comunicam com fibras simpáticas derivadas dos gânglios cervicais superior, médio e inferior. 4' 14 Além disso, há uma intrincada rede de fibras que se comunica com vários nervos cranianos. Os nervos vago, hipoglosso e acessório comunicam-se com o plexo cervical (Tabela III). 17 Essa comunicação pode explicar parcialmente alguns dos efeitos colaterais freqüentemente observados com a CEC.5 No início da formação do PC, as fibras motoras seguem profundamente no pescoço e se separam das fibras sensoriais, que se espalham superficialmente pelo pescoço. Essa caraterística anatômica rara permite o bloqueio sensorial seletivo do PC. A série de alças do PC forma o desenvolvimento de ramos superficiais e profundos. Os ramos profundos do PC fornecem inervação motora para a maioria dos músculos do pescoço e, mais importante, para o nervo frênico, que é predominantemente derivado de C-4.16-18 Os ramos anteriores cursam atrás do músculo escaleno anterior, e então se separam dos ramos motores, continuando lateralmente para emergir superficialmente sob a borda posterior do músculo esternocleidomastóideo (Figura 2). É esta separação anatómica que permite bloquear seletivamente os ramos sensoriais do PC, através do plexo cervical superficial (PCS), sem qualquer bloqueio motor no pescoço.

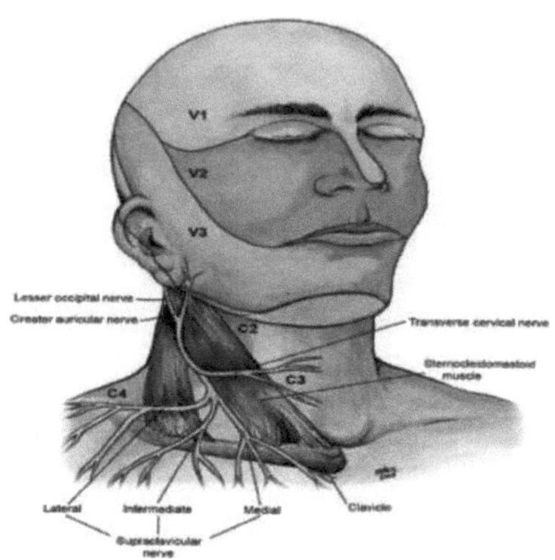

Os quatro nervos sensoriais do PC inervam o pescoço da seguinte forma

1. O **nervo occipital menor,** com sua origem predominantemente em C-2, surge como o primeiro desses nervos sensoriais. Ele ascende da borda posterior do músculo esternocleidomastóideo e supre uma área em forma de faixa atrás da orelha, tanto superior quanto inferiormente.
2. o **nervo auricular magno**, derivado de C-2 e C-3, fornece sensação à pele sobre a glândula parótida e posteriormente à superfície da orelha, bem como inferiormente ao ângulo da mandíbula.
3. O terceiro nervo cutâneo, que também se origina de C-2 e C-3, é o **nervo cutâneo cervical transverso ou anterior,** que passa anteriormente e perfura o platisma do pescoço, onde se divide em ramos anterior e posterior. A inervação sensorial da mandíbula até ao esterno e até ao ângulo da mandíbula é fornecida

4 o **nervo supraclavicular**, que se origina de C-3 e C-4. é o que apresenta a maior superfície, pois seus ramos penetram no platisma e inervam inferiormente abaixo da clavícula até a segunda costela e lateralmente sobre a área deltoide. A superfície do trapézio e do acrómio também é suprida pelos ramos do nervo supraclavicular. Todos estes nervos constituem o SCP e são facilmente bloqueados por infiltração com um anestésico local.

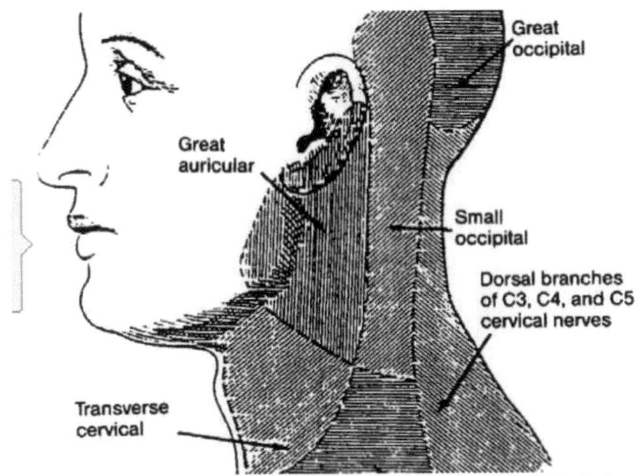

O bloqueio do plexo cervical superficial (BPCS) é simples e fácil de efetuar, mas infelizmente é muitas vezes ignorado como uma opção à anestesia geral. É importante compreender que o BPCS proporciona a mesma anestesia sensorial (dermátomo) que o bloqueio do plexo cervical profundo (BPCP), que simplesmente incorpora o componente motor do PC nas raízes nervosas antes de os aspectos sensoriais e motores se separarem.

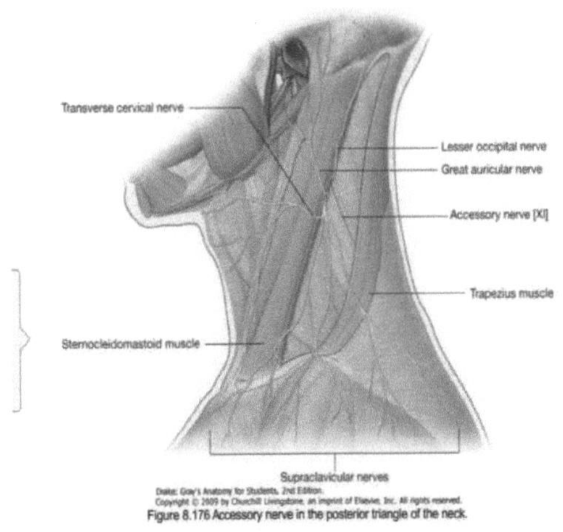

Figure 8.176 Accessory nerve in the posterior triangle of the neck.

HISTÓRIA

- O bloqueio do plexo cervical (BCP) foi efectuado pela primeira vez por Halstead em 1884 em Bellevue; mais tarde, Kappis na Alemanha descreveu a via posterior.
- Embora Heidenhein tenha introduzido a abordagem lateral, foi Labat quem popularizou esta técnica na América.

- Em anos mais recentes, Winnie descreveu uma técnica alternativa de injeção única, num esforço para simplificar o procedimento e reduzir a incidência de potenciais complicações do bloqueio.

- **Procedimentos cirúrgicos passíveis de bloqueio do plexo cervical**
- 1. Endarterectomia carotídea
- 2. Reparações em plástico
- 3. Dissecção de gânglios linfáticos
- 4. Tiroidectomia*
- 5. Traqueostomia*.

* = *requer blocos bilaterais*

- **Potenciais utilizações não cirúrgicas do bloqueio do plexo cervical**
1. Nevralgias (diferenciação e localização)
- 2. Tratamento do soluço
- 3. Alívio da dor (secundária ao cancro da faringe)
- 4. Alívio das cefaleias occipitais

ARMAMENTARIUM

- AGULHA DE CALIBRE 22, 4-5 CM, DE BISEL CURTO.
- 10 -15 ML DE ANESTÉSICO LOCAL
- MARCADOR
- DE PREFERÊNCIA UM MONITOR PARA OS SINAIS VITAIS.

TÉCNICA

A técnica para um SCPB é a seguinte:
1. O doente está deitado em decúbito dorsal com uma pequena toalha debaixo da cabeça, que é ligeiramente virada para o lado que não está a ser bloqueado.
2. Contra a resistência suave da mão do anestesista, o paciente é instruído a levantar a cabeça. Um ligeiro movimento simultâneo de Valsalva
A manobra é encorajada para ajudar a delinear o músculo esternocleidomastóideo e localizar a veia jugular externa.
3. O ponto médio do bordo posterior do músculo esternocleidomastóideo é localizado e marcado. Este ponto corresponde normalmente à veia jugular externa que atravessa o bordo do músculo
4. Uma agulha de calibre 22 de 4 cm é avançada 2-3 cm superior e inferiormente na subfáscia ao longo da borda do músculo, e 5-10 ml de anestésico local são

então infiltrados.

A parestesia não é procurada. Deve aguardar-se 10 a 15 minutos após a injeção do anestésico local antes de se determinar a adequação do bloqueio.

(Nota: Devido à proximidade do nervo acessório [nervo craniano XI], o músculo trapézio ipsilateral é frequentemente paralisado durante o SCPB.

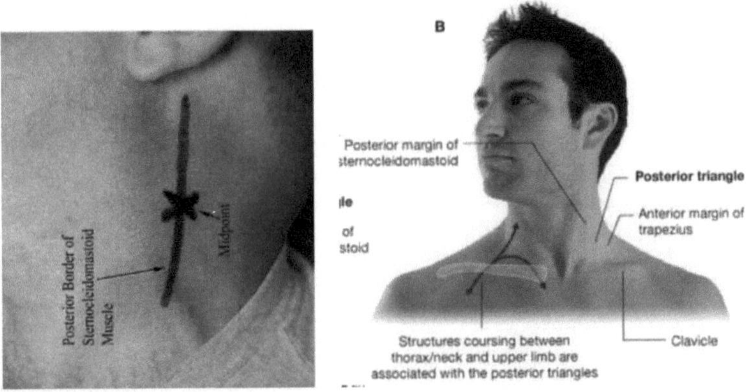

INJECÇÃO

Inserir a agulha no ponto médio da borda posterior do músculo esternocleidomastóideo até aproximadamente metade da profundidade do músculo e injetar 10 ml de anestésico local. Efetuar também uma injeção subcutânea de anestésico local adicional no sentido cefálico e caudal ao longo do comprimento do bordo posterior do músculo esternocleidomastóideo.

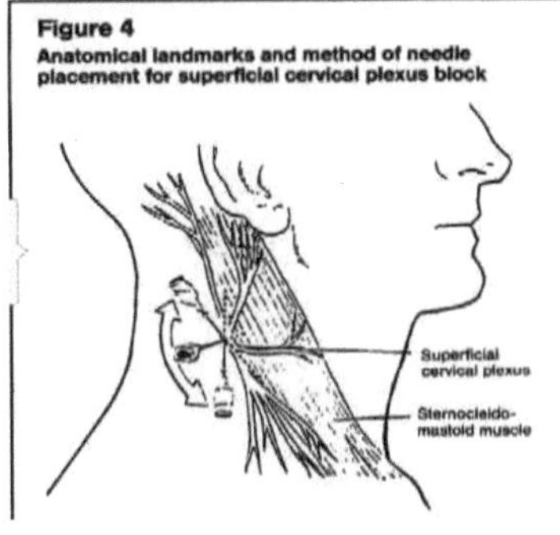

COMPLICAÇÕES

- *O bloqueio do plexo cervical é um procedimento de risco relativamente baixo, se a solução anestésica local for colocada nas pontas dos processos transversos do tubérculo anterior ou posterior.*
- *Os médicos que estão a aprender a realizar um DCPB cometem por vezes o erro de selecionar pontos de referência incorrectos que os guiam demasiado para trás ou de inserir a agulha demasiado anteriormente à coluna vertebral.*
- *A injeção de volumes mínimos de anestésico local no pescoço pode levar a uma série de efeitos secundários e complicações possíveis.*

- *Felizmente, as complicações mais graves ocorrem muito raramente e os efeitos secundários que ocorrem com maior frequência são quase sempre de pouca importância.*

Algumas das potenciais complicações são enumeradas a seguir.

- **As reacções tóxicas** resultam quer de injecções *intravasculares* quer *de* níveis sanguíneos elevados devidos a volumes demasiado grandes de anestésico local, com a consequente sobredosagem. É obrigatória a aspiração contínua durante a injeção.
- A injeção acidental de volumes tão pequenos como 0,5 ml na artéria vertebral ou carótida pode produzir perda transitória imediata de consciência, convulsões ou ambas.
- A cegueira total reversível também foi descrita após injecções inadvertidas semelhantes de pequenas quantidades (1 ml) de anestésico local numa artéria vertebral. *Podem ocorrer **injecções subaracnóideas e epidurais** a nível cervical se a agulha não for mantida numa direção ligeiramente caudada durante a injeção.*
- Não só existe a possibilidade de **punção intra-espinal** e subsequente lesão da medula espinal, como também é possível que o anestésico local se espalhe para o neuroeixo através da penetração direta do forame intervertebral da coluna cervical, produzindo **anestesia** total **do tronco cerebral**.
- É necessário efetuar uma aspiração cuidadosa para detetar qualquer indício de líquido cefalorraquidiano.
- A injeção epidural, ao contrário da injeção subaracnóidea, não se propaga para o **crânio**. Um bloqueio epidural a nível cervical resulta em **anestesia dos** membros superiores e do tórax e pode causar bloqueio bilateral do nervo frénico com subsequente **paralisia diafragmática bilateral**.

- *O bloqueio do nervo frénico* é uma ocorrência frequente no BPCD. No entanto, não está associado ao BPCS.
- Labat demonstrou que a **compressão da bainha carotídea** através da *injeção do* anestésico local anteriormente aos processos transversos pode prejudicar o fluxo sanguíneo para o cérebro. Esta pode ser uma complicação especialmente significativa em doentes com estenose da artéria carótida pré-existente.
- *A formação de hematomas* pode não só comprimir os vasos principais do pescoço, mas também, nalguns casos, a faringe e a laringe. Em casos raros, a via aérea pode ficar comprometida. Além disso, o cirurgião pode deparar-se com condições de funcionamento difíceis causadas pelo hematoma no pescoço

- *A rouquidão* secundária ao bloqueio do nervo *vagal* ou ao envolvimento do nervo laríngeo recorrente ocorre provavelmente com mais frequência do que se pensava. Moore relatou originalmente uma incidência de 23%. A ocorrência de rouquidão associada ao SCPB não foi relatada.
- *A síndrome de Horner* é caracterizada por ptose da pálpebra, pupila contraída e falta de transpiração no lado afetado da face. Ocorre mais frequentemente quando o anestésico local é injetado anteriormente ao processo transverso e o gânglio simpático cervical médio é bloqueado.

- *Dor de cabeça*, geralmente occipital, tem sido relatada após cirurgia de tireoide sob CEC. No entanto, dores de cabeça também são relatadas após anestesia geral para o mesmo procedimento e são provavelmente devidas à hiperextensão prolongada dos músculos do pescoço e não ao bloqueio em si.
- O bloqueio do plexo cervical foi, de facto, utilizado para tratar cefaleias occipitais através do bloqueio do nervo occipital menor.

SCPB EM CIRURGIA MAXILOFACIAL

O controlo da dor tem sido um componente crítico da prática cirúrgica maxilofacial.

- Carl Kolle introduziu a cocaína como um AL para utilização em medicina dentária. A medicina contemporânea utiliza a anestesia geral (AG) como uma forma segura, útil e simples de obter anestesia cirúrgica. A desvantagem da AG é o elevado custo económico, o número de pessoal altamente qualificado, a morbilidade, a mortalidade e o elevado custo do equipamento.

- A vantagem da anestesia regional inclui uma anestesia sem stress, uma vez que evita a libertação elevada de catecolaminas, uma menor taxa de perda de sangue devido aos vasoconstritores locais e ao bloqueio simpático, técnicas fáceis de executar e taxas de morbilidade mais baixas em doses adequadas de AL.

A aplicação da SCPB na cirurgia oral e maxilofacial (OMFS) tem estado em :-

- *drenagem cirúrgica de um abcesso na região perimandibular,*
- *excisões de lesões superficiais,*
- *sutura da pele no dermátomo correspondente.*

Estudos anatómicos da disseminação do injetado com o bloqueio SCP em seres humanos sugerem que o AE atravessa a fáscia cervical profunda e bloqueia os nervos cervicais nas suas raízes, ou seja, o SCP inerva a pele do pescoço anterolateralCONCLUSÃO

- O bloqueio SCP com bloqueio concomitante do nervo mandibular e/ou do nervo bucal longo tem uma **elevada taxa de sucesso**, uma **baixa taxa de complicações** e **uma elevada aceitabilidade por parte dos doentes**.
- a qualidade global do estado de funcionamento, avaliada pelo cirurgião, é **satisfatória**.
- **Uma seleção cuidadosa dos doentes** é um fator importante para excluir os que são inadequados do ponto de **vista médico** (doença respiratória significativa, alergia ao AL) e **temperamental** (doentes muito stressados e ansiosos).
- O efeito anestésico notável e o tempo de trabalho adequado, somados ao baixo risco de acidentes e complicações, fazem desta técnica uma **boa alternativa para o bloqueio sensível** de parte das regiões craniana e cervical.
- O bloqueio regional dos ramos superficiais do plexo cervical é um **procedimento eficaz e seguro** E *tem resultados positivos em casos selectivos de OMFS.*

REFRÊNCIAS

1. Hugin W. A planta divina dos Incas. Estimulante, curativa, sedutora - analgesia local em anestesia. Basileia, Suíça: Editiones Roche;
1989.
2. Suresh S, Templeton L. Bloqueio do plexo cervical superficial para cirurgia das cordas vocais num doente pediátrico acordado. Anesth Analg
2004;98:1656-7.
3. Pandit JJ, McLaren ID, Crider B. Eficácia e segurança do bloqueio do plexo cervical superficial para a erarterectomia da carótida. Br J Anaesth 1999;83:970-2.
4. Saxe AW, Brown E, Hamburger SW. Cirurgia da tiroide e paratiroide realizada com o paciente sob anestesia regional. Cirurgia 1988;103:415-20.
5. Shteif M, Lesmes D, Hartman G, Ruffino S, Laster Z. A utilização do bloqueio do plexo cervical superficial na drenagem de abcessos submandibulares e submentais - Uma alternativa à anestesia geral. J Oral Maxillofac Surg 2008;66:2642-5.
6. Pandit JJ, Dutta D, Morris JF. Spread of injectate with superficial cervical plexus block in humans: Um estudo anatómico. Br J Anaesth 2003;91:733-5.
7. Kolawole IK, Rahman GA. Bloqueio do plexo cervical para tiroidectomia. S Afr J Anaesth Analg 2003;9:10.
8. Cortes JE, Suazo IC, Sepulveda TGA. Eficácia do bloqueio anestésico dos ramos superficiais do plexo cervical. Int J Odontostomatol 2008;2:77-88.

FOTOGRAFIAS DE CASOS DE SCPB

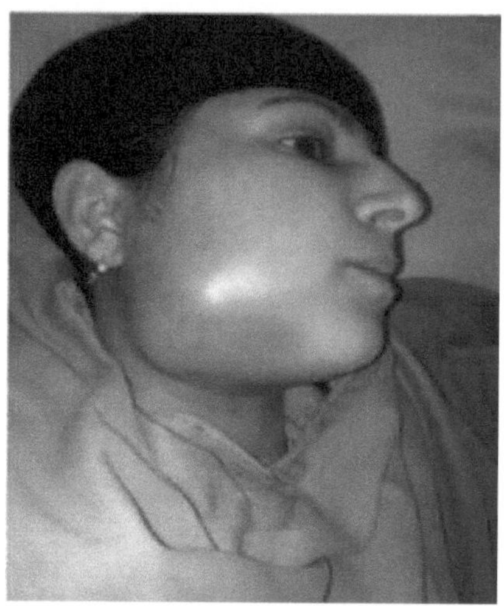

Fotografia
pré-operatória

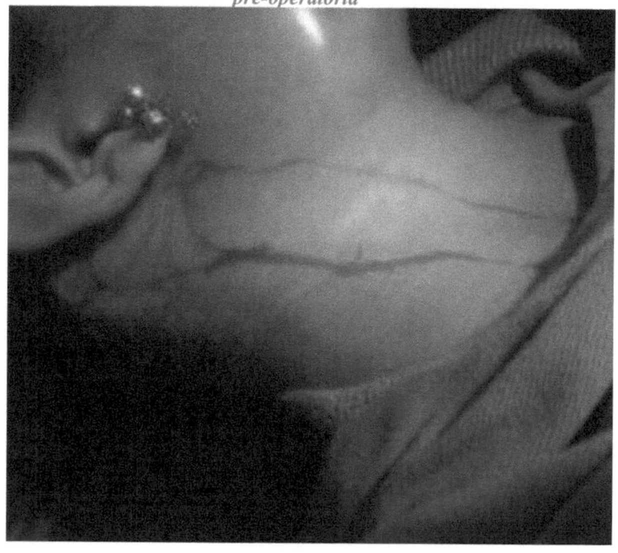

MARCAÇÃO DO
SCM

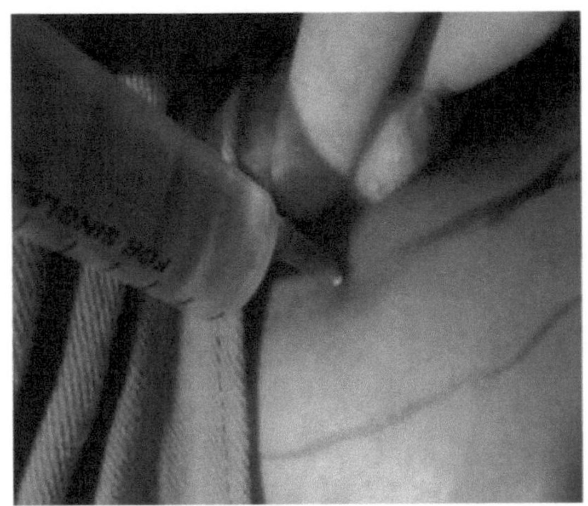

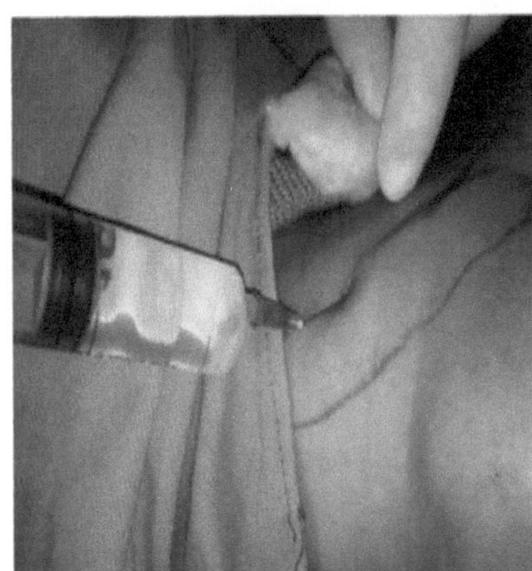
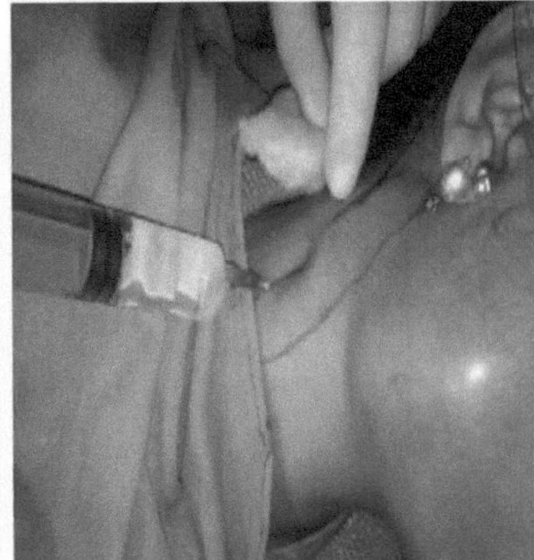

INJECÇÃO DE ANESTESIA LOCAL NO PONTO MÉDIO DA PORÇÃO POSTERIOR DO SCM

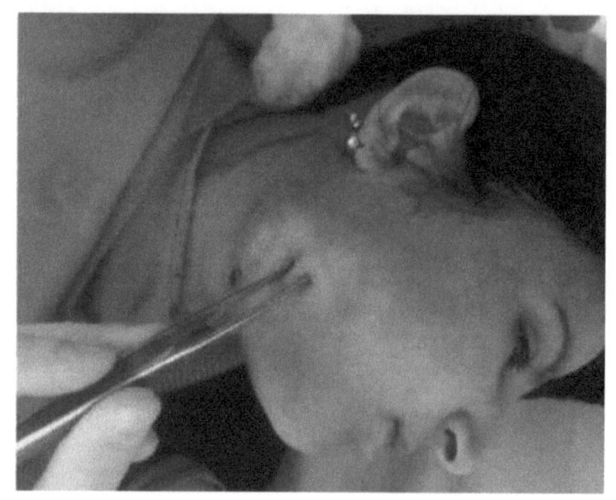

CONTROLO DOS SINTOMAS OBJECTIVOS DO BLOQUEIO

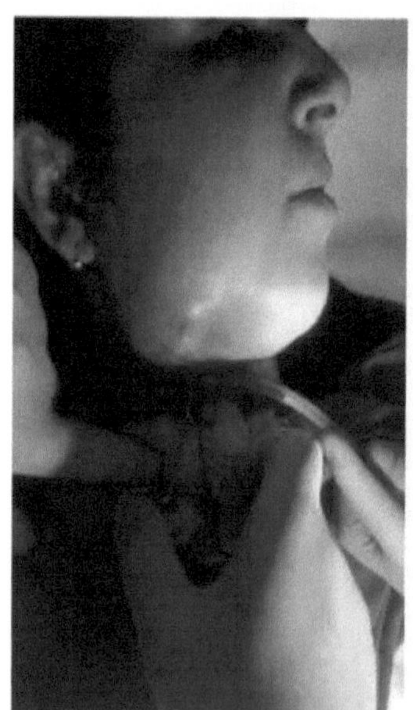

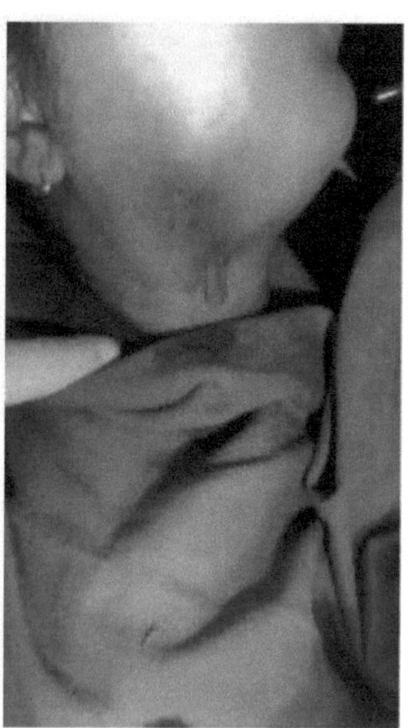

INCISÃO DRENAGEM EFECTUADA

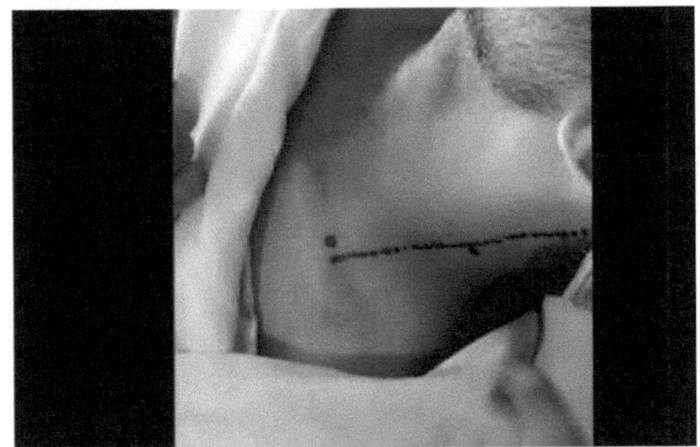

Fotografia pré-operatória

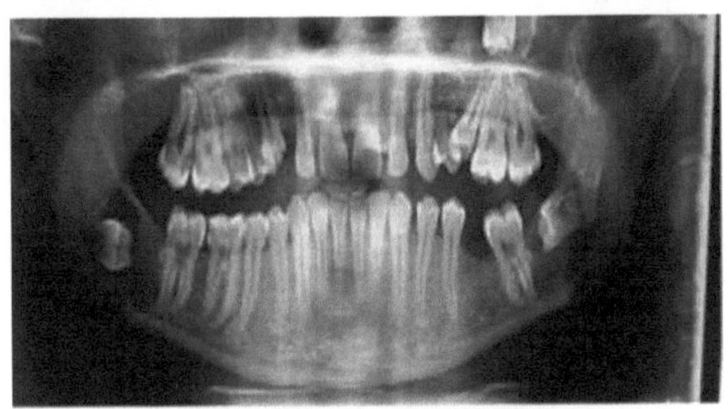

OPG do doente

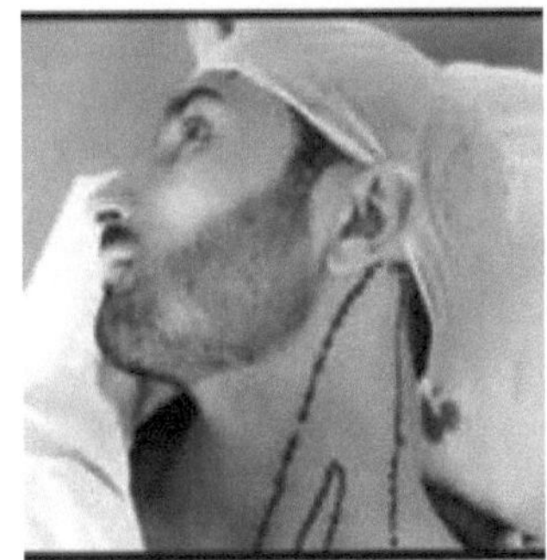

MARCAÇÃO SCPB

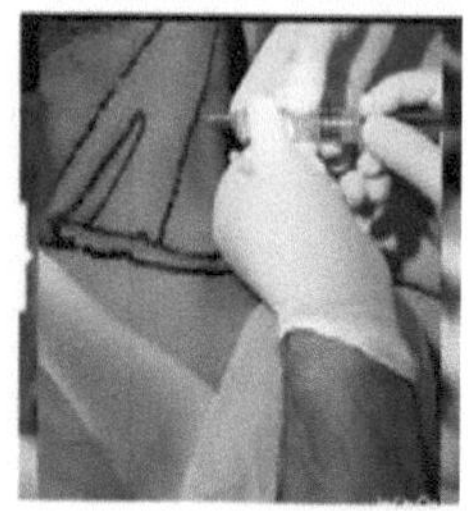
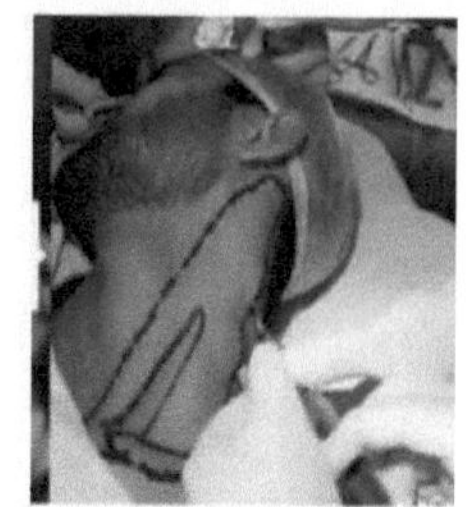
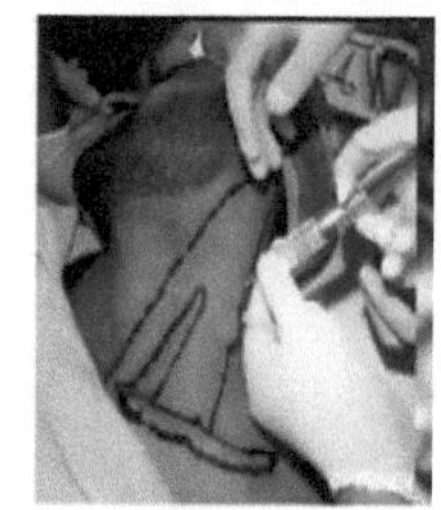

INJECÇÃO DE ANESTESIA LOCAL PARA O BLOQUEIO

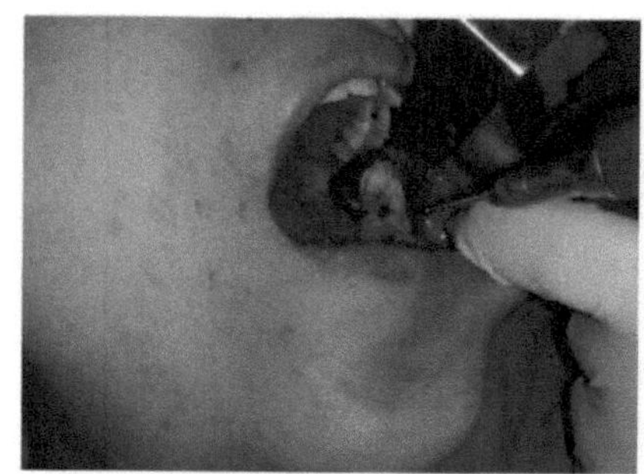
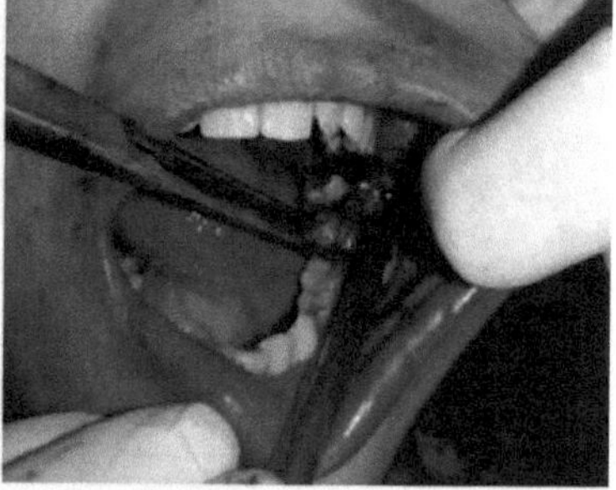
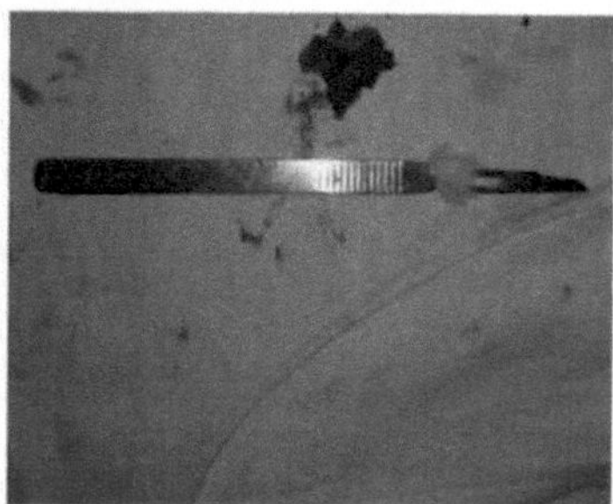

ENUCLEAÇÃO DO QUISTO

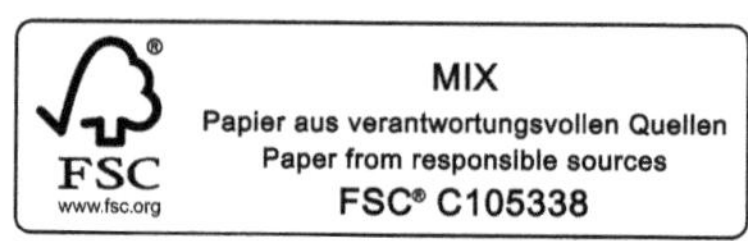

Printed by Books on Demand GmbH, Norderstedt / Germany